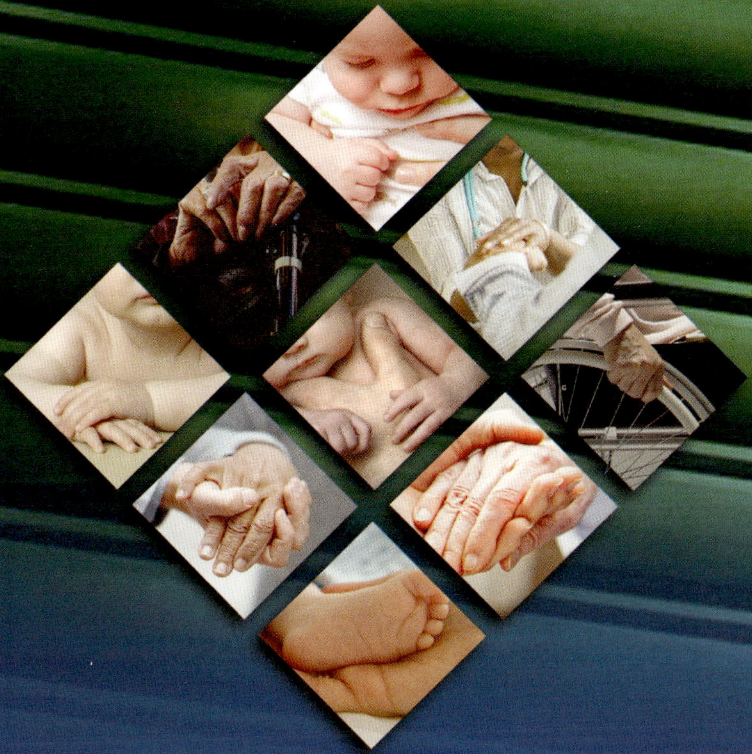

Profissionais da Saúde & *Home Care*

Profissionais da Saúde & *Home Care*

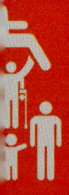

Elizangela Aparecida Barbosa

Graduação em Fonoaudiologia pela Universidade Metodista de São Paulo
Especialização em Voz pelo Instituto do Câncer Arnaldo Vieira de Carvalho, SP
MBA em Gestão de Promoção de Saúde e Qualidade de Vida promovido pela Associação Brasileira de Qualidade de Vida e pela Universidade Corporativa ABRAMGE em convênio com o Centro Universitário São Camilo
Certificação Internacional em *Wellness Coaching* e *Health Coaching 360°*
Diretora-Presidente do Serviço de Fonoaudiologia na FONOHOUSE
Pesquisadora Social do IEE na PUC-SP
Fundadora e Empresária da Franquia BIOHOUSE Terapias
Autora de Livros Científicos e de Literatura Infantil
Elaboradora de Provas para Concursos e Planos de Governo na Área da Saúde

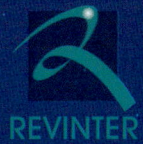

Profissionais da Saúde & Home Care
Copyright © 2017 by Livraria e Editora Revinter Ltda.

ISBN 978-85-372-0682-9

Todos os direitos reservados.

É expressamente proibida a reprodução deste livro, no seu todo ou em parte, por quaisquer meios, sem o consentimento, por escrito, da Editora.

Contato com a autora
diretoria@biohouseterapias.com.br

CIP-BRASIL. CATALOGAÇÃO NA PUBLICAÇÃO
SINDICATO NACIONAL DOS EDITORES DE LIVROS, RJ
B198p

Barbosa, Elizangela
Profissionais da saúde & home care/Elizangela Barbosa. – 1. ed. – Rio de Janeiro: Revinter, 2017.

il.

Inclui Bibliografia e índice
ISBN 978-85-372-0682-9

1. Enfermagem. 2. Enfermagem domiciliar. 3. Serviços de cuidados de saúde domiciliares I. Título.

16-33605   CDD: 610.73
         CDU: 616-083

A responsabilidade civil e criminal, perante terceiros e perante a Editora Revinter, sobre o conteúdo total desta obra, incluindo as ilustrações e autorizações/créditos correspondentes, é do(s) autor(es) da mesma.

Livraria e Editora REVINTER Ltda.
Rua do Matoso, 170 – Tijuca
20270-135 – Rio de Janeiro – RJ
Tel.: (21) 2563-9700 – Fax: (21) 2563-9701
livraria@revinter.com.br – www.revinter.com.br

"Algumas coisas não precisam fazer sentido, basta valer a pena."

Renato Russo

DEDICATÓRIA

Este livro é dedicado a você, Leitor e Profissional da Saúde, que busca conhecimento para melhor exercer a sua profissão com excelência e comprometimento. Este é o caminho do silêncio, do serviço e do amor que a nossa alma percorre para que a nossa vida possa valer a pena e a nossa missão seja alcançada com plenitude na ajuda ao próximo.

AGRADECIMENTOS

Agradeço a Deus pela Vida, à minha família pelo apoio, à minha equipe da BIOHOUSE Terapias, em especial à minha secretária Ingrid Siqueira, aos colegas da Área da Saúde e de profissão, em especial à Dra. Paula Nunes Toledo, pela amizade e parceria, e aos familiares, cuidadores e pacientes.

Ao grupo Mulheres do Brasil, na pessoa de sua fundadora Luiza Helena Trajano por empoderar as mulheres.

E faço um brinde pelos meus 10 anos de atuação em *Home Care* no Brasil!

AUTORA

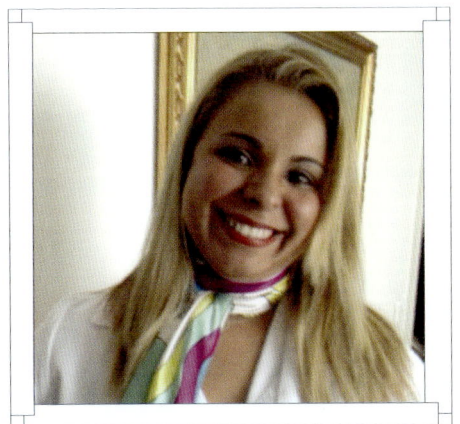

Dra. Elizangela Aparecida Barbosa

Graduada em fonoaudiologia pela Universidade Metodista de São Paulo, especialista em Voz pelo Instituto do Câncer Arnaldo Vieira de Carvalho, MBA em Gestão de Promoção de Saúde e Qualidade de Vida promovido pela Associação Brasileira de Qualidade de Vida e pela Universidade Corporativa ABRAMGE em convênio com o Centro Universitário São Camilo. Pesquisadora Social do IEE – PUC-SP, atua em movimento social da Arquidiocese de São Paulo. Certificação Internacional em Wellness Coaching e Health Coaching 360°. Diretora-presidente do Serviço de Fonoaudiologia na empresa FONOHOUSE, fundadora e empresária da Franquia BIOHOUSE Terapias, autora dos livros: *Fononcologia, Fonoaudiologia & Home Care* (científicos) e *Estórias da Língua Lili* (infantil). É elaboradora de provas para concursos e planos de governo na Área da Saúde.

PREFÁCIO

O mundo está ficando cada vez menor, o espaço torna-se reduzido devido ao crescente aumento da população, a ciência aprimora-se, fatores estes que contribuem para a sobrevida das pessoas e conduzem-nos à necessidade de criar novas alternativas de tratamento a pacientes com dificuldade de locomoção.

O trabalho *Home Care* possibilita que pacientes sejam tratados no conforto de suas casas, ao lado de seus entes queridos, em um ambiente de conforto para a família e para o paciente.

Percebe-se, neste livro, a preocupação da autora em divulgar conhecimento deste novo seguimento de trabalho, no qual a equipe tem papel fundamental na reabilitação do indivíduo. Constatam-se abordagens de diversos profissionais voltados à sua área de especificidade de atuação, que constroem o conhecimento para melhor atender o paciente como um ser único.

O atendimento *Home Care* precisava de uma pessoa empreendedora como a Elizangela, que se lança no mar agitado e conjuga em um livro seu desejo de crescer e fazer outros crescerem também neste setor.

Não é fácil congregar profissionais, atrever-se a publicar e tecer novos caminhos: mas esta é a Elizangela, que nos leva a uma leitura dinâmica, pontual sobre a atuação de cada profissional na equipe interdisciplinar no atendimento *Home Care*.

Construir conhecimento na inovação de um trabalho que está no caminho do futuro da saúde coletiva requer empenho e contribui na reflexão de mudanças de planejamento do trabalho em *Home Care*; neste contexto, podemos contar com a construção desta obra.

Aqui encontramos desde a atuação específica até a elaboração de prontuários que completa a procura pela promoção em saúde em *Home Care*, planejamento no trabalho, na evolução e atualização deste importante projeto.

Aproveitemos estes conhecimentos para proporcionar um atendimento de qualidade, eficiência e eficácia na compreensão completa de cada profissional no ambiente *Home Care* e sua constituição.

Parabéns à autora e organizadora pela iniciativa deste livro e pelo empenho na confecção deste trabalho.

Temos as ferramentas! Mãos à obra! Construção de um novo momento com profissionalismo!

Fga. Dra. Paula Nunes Toledo, PhD
Doutorado em Cirurgia Plástica pela FMUSP
Mestrado em Fonoaudiologia pela PUC-SP
Especialista em Motricidade Orofacial
Docente das Faculdades Metropolitanas Unidas e
Cursos de Pós-Graduação no Brasil e em Portugal
Presidente da Sociedade Brasileira de Fonoaudiologia Estética

SUMÁRIO

Capítulo 1
SURGIMENTO DO *HOME CARE* 1

Capítulo 2
HISTÓRICO DO *HOME CARE* NO BRASIL 5

Capítulo 3
HOME CARE OU ASSISTÊNCIA DOMICILIAR & ATENDIMENTO
DOMICILIAR & *OFFICE CARE* & GERENCIAMENTO DE DOENÇAS 9

Capítulo 4
CUIDADOR 17

Capítulo 5
IMPORTÂNCIA DA ATUAÇÃO DO SERVIÇO SOCIAL NA ASSISTÊNCIA
DOMICILIAR 21

Capítulo 6
ATUAÇÃO DA FISIOTERAPIA NA ASSISTÊNCIA DOMICILIAR 25

Capítulo 7
ASSISTÊNCIA NUTRICIONAL DOMICILIAR 33

Capítulo 8
ASSISTÊNCIA DOMICILIAR EM PSICOLOGIA 35

Capítulo 9
ATUAÇÃO DA TERAPIA OCUPACIONAL 39

Capítulo 10
ATUAÇÃO DO MÉDICO 43

Capítulo 11
 ATUAÇÃO DO FONOAUDIÓLOGO 45

Capítulo 12
 ATUAÇÃO DA EQUIPE DE ENFERMAGEM 49

Capítulo 13
 PARTICIPAÇÃO DA FAMÍLIA 55

Capítulo 14
 PRONTUÁRIO 59

Capítulo 15
 CONTROLE DE INFECÇÃO E ASSEPSIA 61

Capítulo 16
 CUIDADOS PALIATIVOS EM *HOME CARE* 67

Capítulo 17
 ATENDIMENTO ODONTOLÓGICO DOMICILIAR 71

Capítulo 18
 ORIENTAÇÕES GERAIS 75

BIBLIOGRAFIA 77

ÍNDICE REMISSIVO 79

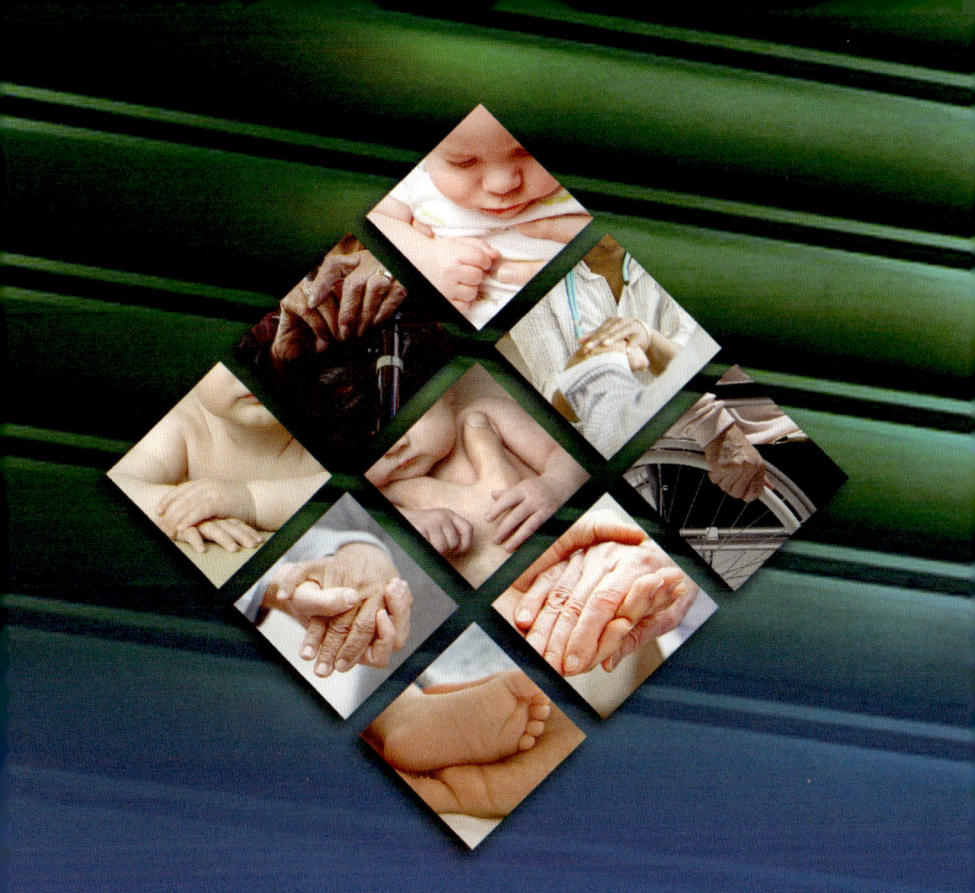

Profissionais da Saúde & *Home Care*

CAPÍTULO 1

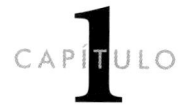

SURGIMENTO DO *HOME CARE*

O **Home Care** surgiu, primeiramente, nos Estados Unidos (EUA) no período pós-guerra, mediante a necessidade dos familiares de cuidar de seus doentes em casa. Após esta fase inicial, houve a inserção dos profissionais especializados e terapeutas para este cuidado.

A procura excessiva por serviços de saúde e a intencionalidade para internações hospitalares em conjunto com a escassez destes serviços propiciou e colaborou para a transformação do cuidado domiciliar. Essa modalidade de atendimento tornou-se gradativamente organizada.

Em 1796, o **Home Care** começou a ser arranjado, primeiramente prestando cuidados aos pobres e enfermos, nos Estados Unidos da América, objetivando o tratamento destes pacientes em casa, em vez de hospitalizá-los. Nesta mesma época, o hospital ainda era considerado um local insalubre, onde os acometidos por pestes e os pobres aguardavam a morte.

A primeira referência da forma organizada da **Assistência Domiciliar em Saúde** (ADS) foi o Dispensário de Boston, em 1976, hoje denominado New England Medical Center. Liderado por Lílian Wald, foi criado em 1850 o programa que, mais tarde, denominou-se Public Health Nurse, ou seja, Enfermeira da Saúde Pública.

A Metropolian Life Insurance Company, conhecida também como MetLife, é uma das mais antigas companhias de seguros dos Estados Unidos, criada em 1863 por um grupo de empresários em Nova York. No início, esta empresa oferecia somente seguros de assistência à vida. Mais tarde incluiu serviços dentários.

O Plano de Saúde Metropolian Life Insurance Company aceitou esse desafio mediante a ideia de Lílian Wald, enfermeira que iniciou o serviço de enfermeiras visitadoras em Nova York e colaborou com a abertura da primeira escola de enfermagem em tempo integral. Ela acreditava que as enfermeiras visitantes poderiam contribuir na redução dos gastos com usuários enfermos.

A Cruz Vermelha ampliou o programa de enfermeiras visitantes para a área rural em 1912. O final da I Guerra Mundial propiciou o aumento das enfermeiras visitantes em todos os países, e a Cruz Vermelha ampliou esta função para todas as suas filiais. O plano de saúde Metropolian Life Insurance Company contratou várias enfermeiras para o desempenho dessa atividade.

No primeiro momento de atuação da enfermagem em domicílio dava-se ênfase às doenças contagiosas. A partir de 1950, as doenças contagiosas, diante do trabalho realizado pelas enfermeiras visitantes e comunitárias, diminuíram expressivamente. O foco do trabalho, então, começou a ser os doentes crônicos.

As doenças crônicas inviabilizavam a vida do indivíduo, que, na maioria das vezes, necessitava de longa permanência no leito, acarretando total dependência no desenvolvimento de ações, surgindo, com isso, problemas sociais e econômicos, e, principalmente, de saúde.

No período compreendido entre os anos de 1925 e 1929, a taxa de mortalidade urbana e as doenças infectocontagiosas começam a diminuir nos EUA e a principal causa de mortalidade passa a ser as doenças crônicas degenerativas.

Os hospitais começam a ficar lotados por esses pacientes que optam pela internação para tratamento de tais moléstias. O **Home Care** ainda é uma opção de tratamento, mas, progressivamente, nesse período diminuem, e muito, seus serviços, sendo substituído pela permanência dos pacientes em hospitais.

Capítulo 1 ▪ SURGIMENTO DO *HOME CARE*

Houve a centralização e o aumento de pacientes nos hospitais, principalmente no período entre 1930 a 1954 nos EUA, o que fez com que o trabalho das enfermeiras comunitárias e visitantes declinasse. O Plano de Saúde Metropolian Life cancelou o programa de enfermeiras visitantes, e a Cruz Vermelha também.

A partir do ano de 1955 até 1964 houve grande questionamento sobre os custos dos pacientes para os Planos de Saúde. Como as internações aumentaram, verificou-se que os custos para manter um paciente internado eram superiores àqueles para mantê-lo em tratamento domiciliar.

Paralelamente ao aumento das internações, a taxa de doenças crônicas na população aumentava consideravelmente e o número de pacientes idosos também. Neste contexto, mais uma vez o **Home Care** aparece como modalidade de assistência à saúde da população, demonstrando qualidade nos serviços com menor custo.

Em 1965, o plano de saúde Medicare, nos EUA, por meio de sua legislação, começou a prover aos seus usuários os serviços de **Home Care** especializados e terapias de natureza curativa ou de reabilitação para os idosos. O serviço de **Home Care** oferecido pelo Medicare era contratado por uma empresa terceirizada.

O **Home Care**, nos EUA, começou a ser visto pelos planos de saúde como uma forma de reduzir custos com seus usuários. Assim, no período entre 1970 e 1985, muitas outras empresas de **Home Care** foram abertas e em 1982 foi fundada a Associação Nacional para **Home Care**. Essa associação objetivava defender os interesses das empresas credenciadas e promoveu esclarecimento à população na mídia frente ao tratamento do paciente em **Home Care**. Observou-se que, quanto menos dias os pacientes permaneciam internados, mais os serviços de **Home Care** eram utilizados pela população. O conhecimento frente ao **Home Care** também aumentou muito por parte da população.

CAPÍTULO 2

HISTÓRICO DO *HOME CARE* NO BRASIL

No ano de 1968, os serviços domiciliares no Brasil estavam, em sua maioria, restritos à vigilância epidemiológica materno-infantil. O Hospital do Servidor Público Estadual de São Paulo estruturou-se e iniciou suas atividades de visitação em domicílio.

Em 1986 foi fundada no Brasil a primeira agência de **Home Care**, chamada "Geriátricas Home Care". Localizada no Rio de Janeiro, iniciou seus atendimentos com exclusividade para o Plano de Saúde Amil.

Quatro anos depois, em 1990, foi aprovada a Lei 8.080, em 19 de setembro, que trata das condições para promoção, proteção e recuperação da saúde da população, como também a organização e o funcionamento de serviços correspondentes, dando outras providências e regulamentando a assistência domiciliar no Brasil.

Em 1994 foi criada a Fundação de **Home Care** pela Volkswagen no Brasil e, em 1995, foi fundada a Associação das Empresas de Medicina Domiciliar – ABEMID. Um ano depois, em 1996, constituiu-se o NADI (Núcleo de Assistência Domiciliar Interdisciplinar) do Hospital das Clínicas de São Paulo.

A atenção em torno da assistência domiciliar foi aumentando gradativamente e, em 1998, ocorreu o I Simpósio Brasileiro de **Assistência Domiciliar** – SIBRAD. Neste encontro foram discutidos os aspectos mais importantes relacionados com a assistência domiciliar e pela primeira vez houve um debate sobre os modelos de assistência domiciliar nos setores público e privado.

Com a expansão dos **serviços de atendimento domiciliar**, passou a existir a necessidade de emissão de resoluções sobre a adequação dos profissionais para realização da função. Em 2002, o Conselho Federal de Enfermagem e o Conselho Federal de Farmácia e, em 2003, o Conselho Federal de Medicina aprovaram resoluções referentes à **assistência domiciliar**.

Também em 2002 o Conselho Federal de Enfermagem aprovou a resolução número 270, que definiu a regulamentação para que as empresas prestassem serviços de enfermagem domiciliar **Home Care**. No mesmo ano, o Conselho Federal de Farmácia editou a resolução número 386, em 12 de novembro, na qual dispõe sobre as atribuições do farmacêutico no âmbito da **assistência domiciliar**.

Posteriormente, em 2003, o Conselho Federal de Medicina aprovou a resolução número 1.668/2003 que dispôs sobre as técnicas necessárias à assistência domiciliar do paciente, definindo as responsabilidades e a interface multidisciplinar neste tipo de assistência.

No mesmo ano de 2003, a Agência Nacional de Vigilância Sanitária (ANVISA) publicou a Consulta Pública número 81, de 10 de outubro de 2003, relacionada com a prática da **assistência domiciliar** no Brasil e, em 2006, a ANVISA publicou a resolução RDC nº 11, que estipula as regras para o funcionamento de serviços de saúde que prestam atendimento domiciliar.

A partir da publicação da RDC nº 11, os serviços de saúde com **atendimento domiciliar** começaram a ser fiscalizados e, consequentemente, mais bem estruturados, já que passaram a seguir normas de funcionamento. O estudo completo desta resolução consta no próximo módulo.

Em maio de 2003 foi criado o Núcleo Nacional das Empresas de Serviços de Atenção Domiciliar – NEAD, com a finalidade de contribuir com o fortalecimento da modalidade de **Home Care** no Brasil.

Capítulo 2 ▪ HISTÓRICO DO *HOME CARE* NO BRASIL

No Brasil, o **Home Care** foi regulamentado pela Anvisa por meio da Resolução n° 11 em 26 de janeiro de 2006. As operadoras de saúde não possuem legislação da Agência Nacional de Saúde que regulamente torne obrigatória a oferta de Atenção Domiciliar aos seus beneficiários ou conveniados, porém, em função dos benefícios que a modalidade oferece, principalmente no que diz respeito à redução de custos para os responsáveis pelo pagamento das contas hospitalares, a oferta desse tipo de atenção tornou-se prática incorporada nas 2 últimas décadas.

O serviço de Assistência Domiciliar tem como objetivo evitar a permanência hospitalar prolongada do paciente, a interrupção no processo da atenção e o distanciamento dos profissionais envolvidos em sua recuperação.

O serviço visa a estabilidade clínica e a superação do grau de dependência do paciente, reunindo no conforto domiciliar os cuidados e a atenção especializados.

A Assistência Domiciliar – ou **Home Care** – no Brasil, em suas modalidades (visita, atendimento e internação), trata-se de um modelo de cuidado médico e multiprofissional que tem por objetivo levar ao paciente, em seu domicílio, estrutura e processos assistenciais semelhantes aos oferecidos por uma instituição hospitalar.

Esses serviços resultam em menor custo para o responsável por seu pagamento e maior conforto e comodidade ao paciente e sua família.

No entanto, o modelo de assistência domiciliar ainda passa por reformulações, sendo uma prática quase exclusivamente terapêutica, baseada na medicina assistencial, reabilitadora ou paliativa, reativa a um problema de doença já instalado, passa a receber demandas para incorporar em suas ações a promoção de saúde e as evidências da medicina preventiva.

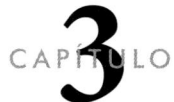

HOME CARE OU ASSISTÊNCIA DOMICILIAR & ATENDIMENTO DOMICILIAR & OFFICE CARE & GERENCIAMENTO DE DOENÇAS

CONCEITO

O conceito de **Home Care** já tornou-se uma realidade no Brasil, complementando o cuidado da população. Este tipo de serviço refere-se à organização de todo recurso de saúde fora do ambiente hospitalar, na forma de prevenção, tratamento ou reabilitação de um indivíduo, também chamado de Assistência Domiciliar ou Internação Domiciliar. É um serviço provido por profissionais de saúde, por visita ou por hora, dando base aos pacientes que têm ou estão necessitando de cuidados especializados, de média e alta complexidade hospitalar (serviços técnicos específicos de medicina, enfermagem, nutrição, fisioterapia, psicologia, fonoaudiologia), em suas residências.

O **atendimento Domiciliar** em Saúde nasce do conceito de conforto, comodidade e não da necessidade de desospitalização. É pautado em cuidados especializados de baixa, média e alta complexidade de saúde em domicílio.

Há casos em que operadoras liberam, por tempo limitado, fisioterapia e fonoaudiologia domiciliar após o paciente ter recebido alta hospitalar.

O indivíduo não tem qualquer limitação que impeça o tratamento de consultório ou ambulatório; porém, prefere ser atendido no conforto do seu lar. A ausência desses conceitos traz muita confusão para profissionais, cuidadores, familiares, pois, por exemplo, um paciente que sofreu Acidente Vascular Cerebral (AVC) vai para casa com serviço de Assistência Domiciliar (**Home Care**) e é tratado, preliminarmente, em casa, e quando adquire condições deve ser encaminhado para a rede credenciada.

Após reabilitação ou reabilitação parcial, o paciente recebe alta fonoaudiológica da Assistência Domiciliar e deverá tratar-se em consultório ou ambulatório credenciado pela operadora de saúde, pois quando muda a complexidade do quadro muda a conduta e o encaminhamento dentro da gestão de saúde.

Esse fato é importante para que o paciente tenha percepção de que está melhorando e que poderá ser inserido na vida em sociedade.

É importante o profissional de saúde ter esse olhar e não segurar o paciente em assistência domiciliar; o profissional tem que enxergar que **Home Care** é um processo com fases e que, após essa etapa, o paciente tem de evoluir e passar para a segunda etapa, e que, no consultório ou ambulatório, o paciente terá acesso a outros recursos para sua reabilitação.

Devemos lembrar sempre da Legislação Básica do Sistema Único de Saúde, que prevê a rede de referência e contrarreferência que também embasa a saúde privada.

Devo salientar que existem operadoras de saúde de alto padrão que proporcionam ao paciente a opção de, mesmo após alta da assistência domiciliar, ter autonomia de escolher ir para rede credenciada ou realizar atendimento domiciliar com o mesmo profissional ou contratar outro especialista de sua preferência no sistema de reembolso.

O **Office Care** em Saúde também nasce do conceito de conforto e comodidade, pautado em cuidados especializados de baixa complexidade de saúde, exemplo de atendimento em saúde para executivos, políticos, empresários e etc. O indivíduo não tem qualquer limitação que impeça o tratamento de consultório ou ambulatório; porém, prefere ser atendido no conforto do seu espaço de trabalho.

O Sistema **Reembolso** é quando o paciente tem autonomia de escolher o profissional de sua preferência, pagar e receber o valor integral ou parcial da operadora de saúde de acordo com cada contrato.

Existem operadoras que reembolsam apenas com apresentação da nota fiscal, assinatura e carimbo do profissional; porém, existem operadoras mais burocráticas que exigem encaminhamento médico, nota fiscal e relatório.

O prazo de reembolso também depende das normas e contrato de cada operadora de saúde, podendo variar de 3 dias a 60 dias úteis.

Dentro desse processo, o profissional deve apenas emitir os documentos exigidos pela operadora de saúde e o paciente precisa submeter a documentação para avaliação e reembolso da operadora de saúde e, caso haja negativa do reembolso, o profissional nada tem a ver com o processo, exceto quando há erro no relatório ou nota fiscal.

O **gerenciamento de Doenças** é outro conceito que tem sido disseminado para várias patologias e diferentes áreas dentro do segmento de saúde. O conceito vem de um caso bem-sucedido do Gerenciamento de Doenças Crônicas, que promove o tratamento de doenças crônicas e previne suas complicações. Visa melhorar a qualidade de vida do paciente, atuando na estabilização clínica e intervindo precocemente nas descompensações, por meio de uma gestão personalizada do caso.

O programa de **Assistência Domiciliar** é um plano de cuidado assistencial para pessoas restritas ao domicílio, aproximando o paciente da família, evitando hospitalização prolongada.

Capítulo 3 ■ HOME CARE OU ASSISTÊNCIA DOMICILIAR...

Os atendimentos são realizados por uma equipe multiprofissional composta por médicos, enfermeiros, fisioterapeutas, fonoaudiólogos, psicólogos, assistentes sociais, nutricionistas e técnicos de enfermagem.

O plano terapêutico indica qual a estratégia de tratamento domiciliar ao paciente, considerando suas necessidades clínicas, treinamento do cuidador, tempo de duração da assistência, programação de "desmame" e alta, além de estabelecer as competências entre equipe e paciente/família. Também pode ser chamado de Plano de Atenção.

Desmame é o nome dado à redução gradual da estrutura disponibilizada na assistência domiciliar, de acordo com a evolução do plano terapêutico previamente acordado, até a alta.

Cuidados Básicos são os cuidados necessários à manutenção da qualidade de vida, higiene, alimentação e conforto do paciente, somados a alguns procedimentos simples que podem ser aprendidos por leigos treinados por profissionais habilitados, dando autonomia ao paciente e/ou ao seu cuidador.

O critério de Elegibilidade é o conjunto de informações clínicas, psicológicas e socioeconômicas que permitem o correto enquadramento do paciente à modalidade de assistência domiciliar e os critérios de elegibilidade são estabelecidos pelo médico titular, auditoria da operadora de saúde e empresa prestadora de serviço **Home Care**. Após avaliação criteriosa, a família é informada da liberação do serviço e da alta hospitalar para que prepare o ambiente familiar para receber paciente.

QUEM INDICA O PACIENTE PARA A ASSISTÊNCIA DOMICILIAR?

É o médico-titular do paciente. Qualquer caso ou procedimento com prescrição médica que contenha indicação clínica para internamento hospitalar pode, também, ser considerado indicado para o Programa de Assistência Domiciliar de Saúde, desde que o paciente se enquadre nos critérios de inclusão do sistema extra-hospitalar, que o custo/benefício para a fonte pagadora seja vantajoso, que a segurança física e mental do paciente, dos familiares, dos cuidadores informais ou formais seja favorável e que haja consentimento por escrito dos envolvidos no processo.

○ A **Assistência Domiciliar** é o meio pelo qual acontece a desospitalização, disponibilizando ao paciente orientação e acompanhamento por uma equipe interdisciplinar, **a nível domiciliar**, dentro dos critérios técnicos instituídos pelo médico responsável pelo caso e a operadora de saúde.
○ É um serviço que **não há** previsão de sua cobertura no instrumento que vincula o paciente.
○ É uma liberalidade da maioria das Operadoras de Saúde, um BENEFÍCIO. Não existe no Brasil uma lei que obrigue assistência domiciliar ou **Home Care**, o que existe é uma resolução da Anvisa, Resolução nº 11 em 30 de janeiro de 2006, para regulamentar a prática, o que permite várias interpretações e brechas da lei, cabendo recursos judiciais por parte dos pacientes e seus familiares.

OBJETIVOS PRINCIPAIS

A Assistência Domiciliar visa a estabilidade clínica no conforto domiciliar focada em dois pilares: cuidados e a atenção especializada.

○ Desprecoce, reduzindo risco de infecção hospitalar.
○ Suporte a pacientes portadores de doenças crônicas elegíveis, prevenindo complicações, informando cuidadores e restaurando a independência, promovendo, ainda, autocuidado.
○ Orientação preventiva.
○ Orientação aos cuidadores com a finalidade de restaurar e promover a melhora funcional.

FRENTES DE ATUAÇÃO

1. **Procedimentos**: acompanhamento para o período de reabilitação pós-cirúrgica, fono e fisioterápico, antibioticoterapia, administração de medicação e soroterapia.

2. **Internação Domiciliar:** plano de cuidado para doentes crônicos, cuidados paliativos, acamados de acordo com a patologia instalada

PROCEDIMENTOS CONTEMPLADOS

- Atendimento médico ambulatorial ou domiciliar.
- Visita de enfermagem e plantão com auxiliares e técnico de enfermagem, dependendo do nível de complexidade de cada caso.
- Medicação endovenosa.
- Hidratação endovenosa.
- Passagem de sonda vesical de demora.
- Treinamento para realização de sondagem vesical de alívio e aspiração traqueal.
- Passagem de sonda nasogástrica.
- Treinamento para administração de medicação SC (subcutânea).
- Curativos em pacientes que estejam restritos ao leito.
- Orientação para cuidadores.
- Terapias: fonoaudiologia, nutrição, fisioterapia, terapia ocupacional e psicologia, de acordo com necessidade de cada caso.
- Administração de medicação via retal.

REGRAS DO ATENDIMENTO

- Todo paciente do Programa de Assistência Domiciliar deverá apresentar um Cuidador.
- Os familiares são responsáveis:
  - Medicamentos de uso oral.
  - Materiais de uso contínuo, como curativos e higiene pessoal, muletas, cadeiras de rodas, cadeira higiênica, cama hospitalar, colchão, oxímetro, concentrador de oxigênio, aspirador, nebulizador, materiais de terapias, alimentação oral ou enteral etc. Porém, em caso com judicialização, a operadora de saúde acaba fornecendo aquilo que está descrito na liminar judicial.

RESULTADOS A SEREM ALCANÇADOS

- Desospitalização dos pacientes de longa permanência.
- Redução de custo hospitalar.
- Menor risco de infecção hospitalar.
- Melhor controle dos exames complementares.
- Reabilitação nos casos em que ela for possível.
- Gerenciamento e estabilização das patologias de doenças crônicas e degenerativas em que não é possível reabilitação.
- Visão holística do paciente com avaliação interdisciplinar.
- Maior humanização dos profissionais da saúde.

A Essência da **Assistência Domiciliar** deve ser a restauração da qualidade de vida do paciente em harmonia com sua família no melhor ambiente para o ser humano, o seu LAR.

CAPÍTULO 4

CUIDADOR

Todo usuário indicado à inclusão para assistência em domicílio deverá indicar pessoa responsável que elegerá **Cuidador**, **condição imprescindível à implantação do Programa**. O **Cuidador** é o indivíduo que auxilia o paciente com dependência total ou parcial nos cuidados de vida diários. Ele pode ser um familiar ou remunerado pela família.

Ele é o representante legal do paciente e seus familiares para que os procedimentos possam ser realizados num padrão de segurança e legalidade para profissionais, operadora de saúde, paciente e familiares sem ônus para nenhuma das partes envolvidas no processo. Em caso que necessite de enfermagem diária, há necessidade de um cuidador remunerado ou da família para que processo aconteça de maneira segura e eficiente.

O trabalho da equipe interdisciplinar é ensinar ao cuidador e à família a lidarem com as dificuldades do dia a dia do doente crônico, e não assumir os cuidados que são obrigações da família, como higiene, alimentação, conforto, vestuário, posicionamento etc. O doente crônico é, legalmente, de responsabilidade da família.

O Cuidador nunca é contratado pela operadora de saúde, é uma responsabilidade única e exclusiva da família.

TIPOS DE CUIDADORES

O **Cuidador de Idoso**, como o próprio nome diz, cuida e auxilia as pessoas idosas em sua rotina e atividades diárias.

O **Cuidador Infantil**, ou **Cuidador de Desenvolvimento Infantil**, auxilia crianças com patologia ou síndrome; além de cuidar e auxiliar na rotina e atividades da criança, participa do processo escolar. Vale salientar que Cuidador Infantil não é babá ou *baby sitter*; são funções distintas e o cuidador infantil deve ter conhecimento de cuidados em saúde e desenvolvimento infantil.

Outro fato é que muitas famílias buscam nas ações judiciais auxiliares de enfermagem 12 ou 24 horas como instrumento de fuga da sua responsabilidade e de delegar sua obrigação de cuidar do idoso ou da criança para a operadora de saúde e não contratar o cuidador. Lembrando que o Programa de Assistência Domiciliar é para pacientes de alta complexidade e que mesmo com equipe de enfermagem no domicílio é necessária a figura do cuidador profissional ou familiar.

FUNÇÕES DO CUIDADOR

Ajudar, estimular e realizar, caso seja indispensável, as atividades de vida diária, ou seja, as higienes pessoal e bucal, alimentação, locomoção etc.

Cuidar do vestuário (organizar a roupa que vai ser usada, dando sempre à pessoa idosa o direito de escolha), manter o armário e os objetos de uso arrumados e nos locais habituais; e cuidar da aparência do paciente (cuidar das unhas, cabelos) de modo a aumentar sua autoestima.

Facilitar e estimular a comunicação com o paciente, conversando com ele ouvindo-o; acompanhando-o em seus passeios e incentivando-o a realizar exercícios físicos, sempre que autorizados pelos profissionais de saúde, e a participar de atividades de lazer. Desta forma, ajudará a sua inclusão social e a melhorar sua saúde.

Capítulo 4 ▪ CUIDADOR

Acompanhar o paciente nos exames, consultas e tratamentos de saúde, e transmitir aos profissionais de saúde as mudanças no comportamento, humor ou aparecimento de alterações físicas (temperatura, pressão, sono etc.).

Cuidar da medicação oral do paciente em dose e horário prescritos pelo médico. Em caso de injeções, mesmo com receita médica, é proibido ao cuidador aplicá-las. Ele deverá recorrer a um profissional da área de enfermagem.

Estimular a autossuficiência da pessoa idosa. Por isso o cuidador deverá, sempre que possível, fazer com ela e não para ela.

Assistir a pessoa idosa ou com deficiência a movimentar-se dentro de sua casa.

Ajudar na higiene e cuidados pessoais do paciente (pentear, tomar banho etc.).

Procurar proporcionar conforto e tranquilizar o paciente em situações de crise (p. ex., quando fica agitado ou ansioso).

Ajudar na comunicação com os outros, quando existem dificuldades para expressar-se.

Desenvolver atividades de estímulo/comunicação motoras e cognitivas, de acordo com orientações.

Auxiliar nas atividades de relações sociais.

CAPÍTULO 5

IMPORTÂNCIA DA ATUAÇÃO DO SERVIÇO SOCIAL NA ASSISTÊNCIA DOMICILIAR

- O atendimento Domiciliar trabalha para o bem-estar e garantia de cuidados de saúde para os pacientes.
- O paciente e sua família trazem consigo, além da doença, problemas sociais que podem impedir ou dificultar o tratamento adequado que vise seu restabelecimento.
- O serviço social visa realizar atendimentos e intervenções acolhedoras para o paciente e seus familiares, pois sabe-se da vulnerabilidade que a doença traz a todos os envolvidos.

OBJETIVO GERAL
- Propiciar aos pacientes e familiares atendimento biopsicossocial, por meio de um trabalho integrado com a equipe multidisciplinar, visando acompanhamento e possibilitando ações mais efetivas e possíveis orientações e encaminhamentos.

OBJETIVOS ESPECÍFICOS

o Obter dados que possibilitem a elaboração de um diagnóstico social, por entrevistas com o paciente e seus familiares, visando melhor conhecimento do mesmo, suas relações familiares e a realidade em que se encontra inserido.

o Intervir junto a fatores socioeconômicos e psicossociais que interferem nas enfermidades.

o Promover atendimento psicossocial aos familiares dos pacientes do atendimento domiciliar.

o Possibilitar encaminhamentos aos recursos existentes.

o Orientar os familiares quanto às rotinas do atendimento domiciliar, questões previdenciárias etc.

o Refletir junto aos pacientes e familiares as suas corresponsabilidades de forma que participe consciente no processo de seu tratamento.

o Viabilizar recursos existentes.

o Apresentar e esclarecer ao familiar responsável o Regulamento Técnico de Prestação de Serviço do Programa de Assistência Domiciliar.

CLIENTELA

o Pacientes e familiares que cubram os critérios clínicos e critérios estabelecidos de acordo com o contrato da operadora de saúde.

METODOLOGIA

o O serviço social deverá realizar visitas domiciliares para coleta das informações com a finalidade de elaborar o diagnóstico social. Com a elaboração do diagnóstico social será possível uma intervenção junto à equipe multidisciplinar para traçar o plano de cuidados para cada paciente e intermediar, junto à operadora de saúde, a problemática de cada caso.

ESTRATÉGIAS

O serviço social, juntamente com a equipe multidisciplinar, propõe um atendimento, visando o levantamento da história de vida do paciente para conhecer sua problemática, identificando situações que estejam interferindo no processo de assistência domiciliar e intervindo de forma educativa e informativa, contribuindo no processo terapêutico.

RESULTADOS ESPERADOS

○ Dar o suporte necessário em domicílio para o paciente e seus familiares.
○ Estreitar a relação da equipe com a família.
○ Identificar as dificuldades da família no cuidado com o paciente e propor estratégias para superá-las.

CAPÍTULO 6

ATUAÇÃO DA FISIOTERAPIA NA ASSISTÊNCIA DOMICILIAR

Fisioterapia domiciliar é empregada em pacientes que não necessitam de internação iminente. É uma modalidade de atendimento programado e continuada atividade ambulatorial. Seu diferencial é a readaptação do doente ao ambiente que vive. Prioriza a reabilitação para a independência funcional e o readapta para realizar as atividades do dia a dia.

Além dos cuidados preventivos, a fisioterapia domiciliar exerce o cuidado paliativo, promovendo melhoria na qualidade de vida do paciente que, muitas vezes, está restrito ao leito; por doenças que levam à interrupção na continuidade de vida. Assim, permite ao doente uma reabilitação, sem que necessite abdicar do ambiente familiar, permitindo a interação doente/família, transformando o momento, mais confortável e seguro.

É uma modalidade *Sui-generis* de oferta de serviços de saúde. A empresa provê cuidados, tratamentos, produtos, equipamentos, serviços especializados e específicos para cada paciente, em um ambiente extrainstitucional de saúde mais especificamente, porém, não tão somente, nas suas residências.

Em Assistência Domiciliar, a condição clínica ou enfermidade do paciente torna-se parte de um plano de tratamento global integrado, cuja finalidade é a ação preventiva, curativa, reabilitadora e/ou paliativa especializada. Poucos serviços de saúde têm estas características.

O tratamento fisioterápico dá-se por meio de técnicas e métodos manuais, com base em conhecimentos científicos, e através de aparelhos que proporcionam vários métodos terapêuticos. Hoje em dia, o emprego de aparelhos no tratamento está mais acessível na fisioterapia em casa.

Atualmente, é possível termos uma clínica **Home Care**, pois muitos aparelhos já se encontram de forma compacta e portátil, não privando o paciente de qualquer recurso terapêutico oferecidos em clínicas convencionais.

A singularidade desses serviços fundamenta-se no método de operação. A metodologia integrada envolve todos os fatores que contribuem para a saúde física, social, espiritual e psicológica do paciente e do cuidador.

O **Programa de Assistência Domiciliar** explora todos esses fatores e utiliza uma metodologia adequada de questionamento, avaliação, planejamento, implementação, acompanhamento e finalização de um conjunto de ações diretamente relacionadas com metas bem estabelecidas por uma equipe multidisciplinar.

ESPECIALIDADES DA FISIOTERAPIA

Fisioterapia Oncológica

É um dos procedimentos que estão sendo adotados nesse sentido, tanto no pré quanto no pós-operatório de câncer, como também durante todo o tratamento. Esse recurso pode ser utilizado em todos os casos, como nos de câncer de mama, tumores de cabeça e pescoço, além dos relacionados com o sistema musculo-esquelético.

A Fisioterapia pode ser fundamental no tratamento do paciente com diagnóstico de câncer ao oferecer acompanhamento às diversas alterações que podem ocorrer, mesmo diante de muitos comprometimentos que se apresentam, como edema de membros, alterações musculares, constipação, alterações neurológicas, alterações respiratórias, dores musculares por disfunções posturais, dores teciduais e cicatriciais e dores tendinosas e articulares, alterações ósseas, alterações circulatórias (flebites, linfangites, alterações linfáticas) e alterações vasculares em membro superior após aplicação da quimioterapia.

Dentre os procedimentos fisioterapêuticos que podem ser empregados na Fisioterapia Oncológica, destacamos: drenagem linfática manual, exercícios ativos e passivos, alongamentos e resistidos conforme cada alteração muscular que se apresente, exercícios respiratórios para melhor funcionamento diafragmático, pulmonar e retirada de secreções, treino de marcha, equilíbrio e para outras disfunções neurológicas, reeducação postural (método de cadeias musculares), orientações a familiares e cuidadores, readaptação domiciliar com o intuito de facilitar o deslocamento, readaptação ocupacional, caso haja necessidade.

O tratamento fisioterapêutico também é importante durante as fases de quimio e radioterapia.

Fisioterapia Reumatológica

Consiste, basicamente, no tratamento de patologias crônico-degenerativas, como artrite reumatoide, artrose, osteoporose, osteoartrose, entre outras. A prevalência dessas patologias aumenta com a idade e, como são crônicas, quanto antes e melhor for seu tratamento, mais difícil ter chances de sequelas que possam alterar a qualidade de vida do indivíduo.

As doenças reumáticas acometem o sistema osteoarticular e são mais conhecidas como doenças crônico-degenerativas, e o objetivo da fisioterapia é minimizar dores e incapacidades geradas por tais patologias por meio da utilização de recursos eletroanalgésicos, da aplicação de técnicas de terapia manual e de atividades que estimulem a movimentação articular, buscando, assim, prevenir a instalação de deformidades, bem como evitar a progressão de deformidades já instaladas, tentando sempre manter boa qualidade de vida.

Fisioterapia Gestacional

Em primeiro lugar, é importante que o médico libere a futura mamãe para este tipo de atividade. Além disso, é indispensável fazer uma avaliação prévia para saber se está tudo bem para começar a prática dos exercícios.

Durante a gravidez ocorrem intensas alterações físicas, musculoesqueléticas e emocionais e, ainda assim, uma condição de saúde. O fisioterapeuta acompanha e avalia as alterações físicas, com o foco na manutenção da saúde, pois a fisioterapia para gestantes pode ajudar para que a gravidez seja ainda mais saudável para mãe e bebê.

Entre as atividades trabalhadas com as gestantes estão os alongamentos, exercícios de fortalecimento muscular, exercícios respiratórios para relaxamento e muito mais.

Após o parto, a fisioterapia continua a contribuir para amenizar os efeitos pós-gravidez. As atividades ajudam não só a recuperar o corpo aos poucos, mas, também, a tratar algumas disfunções uroginecológias, como incontinência urinária, algumas musculoesqueléticas e outras, a diminuindo, assim, desconfortos e dores.

Fisioterapia Respiratória

A respiração é um processo fundamental à vida. É neste processo que ocorre a troca gasosa nos pulmões, ou seja, os movimentos de inspiração e expiração.

O fisioterapeuta atua nos diversos níveis do atendimento aos pacientes com disfunções respiratórias, como Unidades de Terapia Intensiva (UTI), enfermarias, ambulatórios, **Home Care** e Unidades Básicas de Saúde (UBS). A fisioterapia tem várias abordagens no tratamento dos pacientes pneumopatas, dentre elas manutenção e/ou melhora da ventilação alveolar, prevenção de crises respiratórias, educação ao paciente, suporte ventilatório nos períodos de crise e/ou insuficiência respiratória e melhora da capacidade física.

Para atingir seus objetivos, o Fisioterapeuta utiliza técnicas manuais e/ou instrumentais: o exercício, o posicionamento, a educação e o aconselhamento.

Fisioterapia Neurológica

Os distúrbios neurológicos geralmente causam problemas temporários ou permanentes que prejudicam o indivíduo em suas funções diárias e profissionais, tornando-os, muitas vezes, dependentes parcial ou completamente de outras pessoas.

O impacto nos domínios econômicos, sociais, físicos e emocionais é marcante. Por isso, pesquisas sobre os mecanismos de recuperação da função, após lesão, e da eficácia de tratamentos para melhorar a recuperação e prevenir complicações são, crescentemente, divulgadas.

Sendo assim, a abordagem fisioterapêutica ao paciente neurológico está cada vez mais especializada para cada condição. A seleção apropriada dos recursos e do momento oportuno de sua realização contribui, substancialmente, para a melhoria da qualidade de vida dos pacientes e de seus familiares, mesmo em caso de distúrbios neurológicos persistentes.

Fisioterapia Motora

A intervenção da fisioterapia tráumato-ortopédica é de suma importância na prevenção e no tratamento de distúrbios do sistema musculoesquelético, osteomioarticulares e tendíneas, e nos casos de trauma, em que o paciente tenha sofrido algum procedimento cirúrgico. O tratamento visa maximizar a funcionalidade do paciente, reduzindo o quadro doloroso e as alterações encontradas no sistema motor. Por meio de avaliações detalhadas do paciente, é possível observar desequilíbrios musculares e posturas viciosas adquiridas no dia a dia, o que pode levar a futuras lesões e traumas, como as fraturas.

No âmbito ocupacional, o trabalhador está exposto a movimentos repetitivos que geram uma lesão do sistema musculoesquelético em razão da utilização excessiva e da falta de tempo para a recuperação.

A fisioterapia tráumato-ortopédica adota medidas educacionais quanto a posturas e como manter boa funcionalidade do sistema musculoesquelético.

Fisioterapia Geriátrica

O envelhecimento é inevitável, porém, o envelhecimento saudável é resultado da integralidade multidimensional entre a saúde física, mental, independência na vida diária, socialização, suporte familiar e independência econômica. A Fisioterapia Geriátrica proporciona ao paciente o envelhecimento com qualidade de vida, a melhora notável em sua capacidade de locomoção e equilíbrio, bem como a coordenação dessas funções, o aumento da força muscular e das funções da memória do idoso. Ainda garante a independência e o conforto na realização de atividades por parte dos pacientes idosos em seu dia a dia.

Fisioterapia Pediátrica

É o ramo da Fisioterapia que utiliza uma abordagem com base em técnicas neurológicas e cardiorrespiratórias especializadas, buscando integrar os objetivos fisioterápicos com atividades lúdicas e sociais, levando a criança à maior integração com sua família e a sociedade.

Técnicas de fisioterapia respiratória pediátrica são muito utilizadas em unidades hospitalares, consultórios e em domicílio como tratamento coadjuvante de doenças pulmonares. Em unidades de terapia intensiva, fazem parte do corpo clínico permanente e são profissionais altamente requisitados para a realização de alguns procedimentos, como a aplicação da ventilação mecânica não invasiva – VMNI.

A fisioterapia pediátrica motora também é uma subespecialidade da fisioterapia pediátrica muito difundida e com resultados comprovados por vários trabalhos científicos.

Capítulo 6 ■ ATUAÇÃO DA FISIOTERAPIA NA ASSISTÊNCIA ...

O fisioterapeuta pediátrico/pediatra utilizam técnicas há muito aperfeiçoadas e consagradas por anos de bons resultados no tratamento de pacientes neonatais, lactentes e pediátricos, entre elas o *baby bobath*, o posicionamento no leito e o reequilíbrio toracoabdominal – RTA.

CAPÍTULO 7

ASSISTÊNCIA NUTRICIONAL DOMICILIAR

A assistência nutricional domiciliar é um tipo de serviço que tem como objetivo oferecer aos pacientes e a seus familiares a possibilidade de assistência nutricional aliada ao conforto do seu domicílio.

Para o paciente representa melhor recuperação clínica, diminuição do estresse causado pela rotina hospitalar e acompanhamento periódico, o que faz com que possamos elaborar estratégias capazes de deter quadros de desnutrição e carências nutricionais.

O Programa de Assistência Nutricional Domiciliar compreende as seguintes etapas:

- **Avaliação Clínica**: identifica possíveis carências nutricionais pelo diagnóstico médico, exame físico, medicação em uso e avaliação laboratorial.
- **Avaliação Antropométrica**: avalia o estado nutricional atual, por parâmetros de peso corporal, reserva de gordura e muscular, que visam detectar as alterações mais precoces.
- **Avaliação Dietética**: avalia-se o hábito alimentar do paciente, ou, em casos em que os pacientes alimentam-se por sondas ou estomias (suporte nutricional/dieta enteral), identificam-se e quantificam-se os nutrientes ingeridos.

Avaliação do Ambiente

A avaliação tem por objetivo considerar a avaliação da residência, identificando possíveis fatores que possam comprometer as recomendações. Serão realizadas orientações sobre higienização das mãos, dos alimentos, dos utensílios e do ambiente; frequência de lavagem e desinfecção de equipamentos; armazenamento de alimentos e/ou dietas manipuladas ou industrializadas e possíveis esclarecimentos de dúvidas e propostas de modificações ou adaptações, quando necessárias.

Conclusão

Concluindo o processo, determinamos a conduta a ser seguida pela prescrição com recomendações dietéticas, hidratação, via de alimentação utilizada, tipo de dieta com características nutricionais, volume e administração. Neste momento, estabelecemos o plano de cuidados nutricionais, programando a periodicidade das visitas do nutricionista. Vale salientar a importância do trabalho interdisciplinar da nutrição com demais profissionais, em especial com fonoaudiologia, para a eficiência da reabilitação e adequação da alimentação do paciente e desmame da sonda de alimentação.

CAPÍTULO 8

ASSISTÊNCIA DOMICILIAR EM PSICOLOGIA

A Assistência Domiciliar em Psicologia, ou, ainda, *Home-Based Therapy*, ou atendimento psicológico **Home Care**, é a assistência psicológica em domicílio – entendendo como domicílio não apenas a residência do paciente, mas também casas de repouso, hospitais, hospitais psiquiátricos, entre outros. Os principais indicadores de assistência domiciliar em psicologia ocorrem em função de:

○ **Limitações Logísticas**: quando há dificuldade de organizar e locomover vários membros da família ao consultório, principalmente em casos de famílias maiores. Às vezes a única forma de se conseguir promover Terapia Familiar é efetuar os atendimentos na residência da própria família.

○ **Vantagens Clínicas**: compreendem alguns dos atendimentos a crianças e adolescentes, no que tange à psicoeducação e também ao AT (Acompanhamento Terapêutico). No caso da psicoeducação, efetuar esse tipo de terapia no ambiente domiciliar torna possível analisar as contingências sociais da criança, pais, avós, babá, irmãos etc. De igual forma, o AT permite ao psicólogo analisar e pontuar, quase que imediatamente, as relações do paciente com o meio social.

○ **Limitações Físicas**: é o grupo de pacientes que tem dificuldade de locomoção. Neste grupo enquadram-se os idosos, os portadores de deficiência física, pessoas que sofreram acidentes e, temporariamente, têm dificuldade em locomover-se, pessoas acamadas, pessoas mais fracas por conta de tratamento oncológico, que sofreram AVC, entre outros.

○ *Limitações Clínicas*: compreendem os casos clínicos, quando críticos, de fobia social, ansiedade, depressão e outros que desmotivam as pessoas a saírem de casa, tornando possível a terapia apenas se realizada no ambiente domiciliar.

No ambiente domiciliar, o psicólogo pode acompanhar a realidade do paciente, analisar as contingências do ambiente com relação ao paciente, bem como observar as características da dinâmica familiar. Evidentemente, o sucesso na superação da queixa apresentada pelo paciente está muito mais relacionado com o vínculo que se estabelece entre profissional e paciente do que relacionado com o local onde estão sendo realizadas as sessões de terapia.

O atendimento psicológico domiciliar, ou assistência psicológica **Home Care**, é indicado para terapia familiar, crianças e adolescentes, psicoeducação de pais, casais, idosos, portadores de deficiência, pessoas acamadas ou, ainda, para todas as idades, quando envolver limitações logísticas, limitações físicas ou limitações clínicas.

Abaixo estão relacionados os casos mais comuns para a busca de uma terapia domiciliar:

○ *Queixas relacionadas com o âmbito familiar*: desestruturação familiar, problemas de relacionamento, parceiro, famílias que não conseguem organizar-se para todos os seus membros irem até o consultório.

○ *Adolescentes e juventude*: distância da família, isolamento e relações sociais, conflitos com autoridade, desempenho escolar, convivência.

○ *Crianças e psicoeducação de pais*: relacionamento na escola, *bullying*, relacionamento com adultos, hábitos alimentares, sono e problemas de comportamento (geralmente as crianças comportam-se de forma diferente em seu próprio lar, possibilitando ao psicólogo identificar mais rapidamente, facilitando as intervenções).

- Queixas relativas ao profundo estado de depressão, ansiedade, fobia social, angústia, insegurança, entre outras, que limitam a saída de casa.
- Depressão pós-parto.
- Pessoas de qualquer idade e familiares que lidam com espera de exames importantes, medo de doença grave ou antes de realização de procedimentos cirúrgicos delicados.
- Pessoas que desejam fazer terapia, mas não podem ou têm dificuldade de locomoção, como idosos e portadores de deficiência física.
- Necessidade de repensar o sentido da vida, frente ao luto pela perda de uma pessoa amada.

CAPÍTULO 9

ATUAÇÃO DA TERAPIA OCUPACIONAL

A Terapia Ocupacional (TO) tem um papel fundamental no processo de cura junto a pessoas que apresentem disfunções físicas, sensoriais e/ou mentais, bem como dificuldade de adaptação ao meio em decorrência dessas disfunções ou de outros processos que venham a desencadear prejuízos à saúde biopsicossocial do indivíduo e da sociedade em que está circunscrito.

OBJETIVOS DA TERAPIA OCUPACIONAL

Promover e manter a saúde, restaurar e/ou reforçar capacidades funcionais, facilitar a aprendizagem de funções essenciais e desenvolver habilidades adaptativas visando auxiliar o indivíduo a atingir o grau máximo possível de autonomia no ambiente social, doméstico, de trabalho e de lazer, tornando-o produtivo na vida de relação.

OBJETIVOS GERAIS

1. Integrar o paciente à sua própria comunidade, tornando-a o mais independente possível e em contato com pessoas de todas as idades, promovendo relações interpessoais.
2. Incentivar, encorajar e estimular o idoso a continuar fazendo planos, ter ambições e aspirações.

3. Contribuir para o ajustamento psicoemocional do idoso e sua expressão social.
4. Manter o nível de atividade, alterando o ambiente, se necessário.
5. Enfatizar os aspectos preventivos do envelhecimento prematuro e de promoção de saúde.
6. Reabilitação do paciente com incapacidade física e/ou mental.

Tais objetivos estão na dependência do estado de saúde do indivíduo, do seu grau de independência nas atividades da vida diária (AVD) e no seu grau de interesse e participação.

PAPEL DO TERAPEUTA OCUPACIONAL EM ASSISTÊNCIA DOMICILIAR

No Programa de Assistência Domiciliar, desenvolver adaptações ambientais (segurança do lar), treinos e orientações específicas para familiares e/ou cuidadores, e serviços especializados para atender a várias patologias (físicas e/ou mentais) que acometem pessoas em diversas fases da vida, como síndromes, neuropatias, sequelas de acidente vascular cerebral, mal de Parkinson, vários tipos de demências, incluindo, principalmente, a doença de Alzheimer, depressão, artrite reumatoide, doenças cardiovasculares, musculares e respiratórias, entre outras.

Dentre as formas de atenção, o atendimento domiciliar é aquele que proporciona ao Terapeuta Ocupacional maior contato com a família do paciente, facilitando a aproximação da terapia com a realidade do paciente e colaborando na promoção e manutenção de laços afetivos entre idosos e familiares, garantindo, portanto, o apoio destes, e proporcionando esclarecimentos acerca das maneiras de lidar com os idosos com limitações, ou seja, uma ação educativa com a família.

A compreensão dos tipos de relacionamentos estabelecidos com o paciente proporciona ao terapeuta uma ideia de qual espaço o paciente ocupava no lar, além de saber quais pessoas de sua convivência podem colaborar diretamente com a terapia.

As situações cotidianas estão incluídas em um processo terapêutico mais próximo da realidade do paciente, pois abrangem

Capítulo 9 ▪ ATUAÇÃO DA TERAPIA OCUPACIONAL

algumas de suas necessidades mais primárias (atividades da vida diária) e outras mais secundárias.

A adequação de atividades diversas e da estrutura física domiciliar, quando necessária, deve levar em conta os aspectos culturais particulares do idoso e sua família. A Terapia Ocupacional muito pode fazer no sentido de adequar o domicílio ou o lugar onde o paciente reside, principalmente se este paciente é idoso e faz uso de adaptações ou recursos de tecnologia assistiva. No caso dos idosos, o ambiente físico pode ser um fator de risco para vários distúrbios de saúde se não estiver bem adaptado às suas dificuldades e necessidades. Dentre elas destacam-se as quedas e outros acidentes semelhantes. Uma questão também pertinente é a da independência nas atividades da vida diária. Um planejamento físico adequado pode proporcionar ao idoso com deficiências ou dificuldades maior autonomia e segurança dentro do lar.

CAPÍTULO 10

ATUAÇÃO DO MÉDICO

A **Medicina Domiciliar** é um termo genérico para um conjunto de procedimentos hospitalares que podem ser feitos na casa do paciente. Aplica-se a todas as etapas do cuidado do profissional de saúde, na prevenção, no diagnóstico e no tratamento de doenças, bem como nos procedimentos de reabilitação. Justifica-se esse estudo em razão do fato de que o serviço de **Home Care** está crescendo em todo o Brasil, e pelos benefícios trazidos pela sua equipe multiprofissional, proporcionando ao paciente e seus familiares um atendimento individual, o que contribui para melhora na sua qualidade de vida.

Depois de o paciente passar um período de estadia no hospital, a **Assistência Domiciliar** é o meio pelo qual acontece a desospitalização e disponibiliza ao paciente orientação e acompanhamento por uma equipe interdisciplinar, **a nível domiciliar**, dentro dos critérios técnicos instituídos pelo médico responsável pelo caso e a operadora de saúde.

ATUAÇÃO MÉDICA

Médico-Assistente ou Titular é o médico que já acompanhava o caso do paciente no ambulatório ou em sua hospitalização. Esse é o profissional responsável pela tomada da decisão que insere o paciente no Programa de Assistência Domiciliar que, posteriormente, é avaliado pelo médico-auditor da Operadora de Saúde que legitima a alta hospitalar do paciente.

O médico-visitador é o médico designado pelo corpo clínico da instituição prestadora de assistência domiciliar responsável pelo gerenciamento do caso e que realiza visitas periódicas em domicílio, auxiliando ou substituindo o médico-assistente, quando necessário.

CAPÍTULO 11

ATUAÇÃO DO FONOAUDIÓLOGO

A **Fonoaudiologia** em Assistência Domiciliar a pacientes com limitações funcionais importantes busca manter seu estado de saúde e/ou minimizar os efeitos causados pela doença, contribuindo, desta forma, para reabilitação e/ou melhora da sua qualidade de vida e de seus familiares.

O ambiente familiar reúne as condições físicas, afetivas e sociais que são de extrema importância à recuperação do paciente.

Os cuidados no domicílio têm como principal característica a Humanização do Atendimento ao Paciente.

POPULAÇÃO-ALVO

- Atendimento infantil, adulto e idoso.
- Pacientes acamados e/ou debilitados.
- Pacientes sindrômicos.
- Pacientes neuropatas.
- Pacientes com dificuldades alimentares.
- Pacientes oncológicos.
- Pacientes com alterações cardiorrespiratórias.
- Portadores de paralisia cerebral.
- Paciente com doenças crônicas e denegerativas.
- Paciente com doenças neurológicas.
- Pacientes pós-AVC (acidente vascular cerebral).
- Idosos em geral.

○ Pacientes cuja patologia ou condições físicas impeçam-os de deslocar-se até o atendimento clínico especializado.

○ Pacientes clinicamente estáveis que não mais necessitam dos serviços oferecidos pelos hospitais e que precisam dar continuidade ao tratamento fonoaudiológico, seja de alta, média e baixa complexidade de saúde.

OBJETIVOS

○ Atender o paciente de forma personalizada.
○ Inserir o processo fonoaudiológico à dinâmica de vida do paciente e de seus familiares.
○ Diminuir risco de internações ou reinternações hospitalares.
○ Evitar exposição aos riscos do ambiente hospitalar (infecção, depressão etc.).
○ Melhorar sua qualidade de vida e dos seus familiares.

ATUAÇÃO FONOAUDIOLÓGICA

○ **Atendimento às disfagias em geral:**
  □ Mecânicas (decorrentes de alterações orgânicas no trato digestório).
  □ Neurogênicas (decorrentes de alterações neurológicas).
○ **Estimulação do sistema sensório-motor-oral:**
  □ Hiper ou hipotonia de órgãos fonoarticulatórios.
  □ Paralisia facial.
  □ Alteração de funções estomatognáticas (respiração oral, deglutição atípica, mastigação ineficiente).

AVALIAÇÃO E TERAPIA DE LINGUAGEM

○ **Terapia** para afasias, atrasos e/ou alterações de linguagem.
○ **Avaliação e terapia de voz:**
  □ Disfonias orgânicas, organofuncionais e funcionais.

- **Avaliação e terapia de articulação:**
  - Disartrias.
  - Distúrbios articulatórios.
- **Acompanhamento de alterações da audição e processo de adaptação de próteses auditivas.**

ETAPAS DO PROCESSO TERAPÊUTICO

O atendimento fonoaudiológico deve constar das seguintes etapas:

- Primeiro contato: anamnese (conhecimento do caso, conhecimento das possibilidades domiciliares e familiares).
- Avaliação do paciente.
- Elaboração do plano terapêutico com metas e resultados traçados.
- Estabelecimento do contrato de prestação de serviço com a operadora de saúde ou com a família em casos particulares que incluem preço, horários de atendimento e previsão de alta; devem ser estabelecidas de 1 a 7 sessões de terapia por semana, de acordo com a patologia, com duração de 40 minutos cada, podendo chegar a 1 hora quando houver necessidade de orientação familiar.
- Tratamento/(re)habilitação.

12

ATUAÇÃO DA EQUIPE DE ENFERMAGEM

A presença da Equipe de Enfermagem é obrigatória nas empresas de prestação de assistência domiciliar, segundo a RDC nº 11 e a Resolução do COFEN nº 270 de 2002; tanto nas empresas públicas como nas privadas, enfermeiro e técnico de enfermagem formam, em conjunto com os demais profissionais, a Equipe Multiprofissional de Assistência Domiciliar.

A equipe de enfermagem domiciliar é composta, basicamente, por:

○ **Enfermeiro**: profissional com nível superior no qual técnico e auxiliares de enfermagem deverão reportar-se para agir e receber orientações sobre o caso daquele paciente. Esse profissional é o mais qualificado e tem o campo de atuação mais completo da profissão. Além de poder assistir todos os níveis de pacientes, ele é o responsável pelo planejamento de assistência de enfermagem, como treinamento e capacitação, liderança e supervisão de equipes de atendimento.

○ **Técnico de Enfermagem**: é o profissional que realizou um curso técnico de enfermagem para que pudesse cuidar de pacientes em hospitais e assistência domiciliar. Para ingressar no curso técnico, o candidato precisa ter Ensino Médio completo. A formação dura de 1 ano e 8 meses a 2 anos, e o profissional vai executar as ações planejadas pelo enfermeiro.

○ **Auxiliar de Enfermagem**: é profissional que realizou curso, durante 15 meses, de cuidados básicos em enfermagem com competência restrita a casos de baixa complexidade em saúde; porém, cada vez mais, o mercado de saúde exige maior qualificação profissional e tem contratado, em alguns casos, apenas pessoas com curso técnico de enfermagem.

ATUAÇÃO DO ENFERMEIRO

○ Avaliar as condições do ambiente do paciente, de seu domicílio, durante todo o atendimento domiciliar, e também averiguar sobre o cuidador do paciente.

○ Planejar o número de visitas que atenderão às necessidades do paciente.

○ Deixar claro a todos os familiares e pacientes sobre as condutas do atendimento domiciliar.

○ Buscar uma relação de ajuda mútua entre família e paciente.

○ Capacitar o cuidador nas ações que condizem com suas habilidades, e educar o cuidador para o atendimento ao paciente.

○ Realizar, a cada visita, o histórico de enfermagem, revisando os dados para possíveis alterações de condutas.

○ Revisar e acrescentar, conforme a necessidade, os diagnósticos de enfermagem a cada visita domiciliar.

○ Encaminhar o paciente, quando necessário, a serviços especializados.

○ Prescrever o Plano de Cuidados e revisá-lo periodicamente, observando as respostas do paciente às intervenções. Conforme a reposta do cliente ao tratamento, prepará-lo para alta do atendimento domiciliar.

○ Prestar a assistência domiciliar que não pode ser realizada pelo cuidador.

○ Observar e direcionar as ações referentes à alta do serviço domiciliar.

○ Avaliar os resultados do cuidado domiciliar junto ao cuidador.

- Manter o paciente e familiar(es) informados sobre o diagnóstico, respostas e evolução do paciente sobre o tratamento domiciliar.
- Deixar claro sobre o contato (a Unidade de Saúde) o qual o serviço está vinculado.
- Manter preenchidos e atualizados os registros no prontuário do paciente e demais documentação de reembolso.
- Coordenar *Call Center*.
- Orientar o cuidador e o cliente por meio do *Call Center*.
- Liderar equipe de enfermagem e dar suporte à equipe de saúde.
- Elaborar os relatórios para fins de reembolso.
- Apoio logístico ao cuidado (materiais e recursos humanos).

A enfermagem domiciliar diferencia-se da enfermagem hospitalar uma vez que assume um paciente em seu domicílio, não possuindo todas aquelas rotinas de horários, higiene de aposento e demais normas técnicas de funcionamento das instituições hospitalares; ainda se deparando com preceitos culturais e vivências do paciente, relação entre o paciente e sua família e crenças e percepções distintas.

Para a enfermagem ter sucesso com os pacientes domiciliares, é importante não expressar juízo de valor e respeitar as crenças, mesmo quando elas diferem muito das da enfermagem. Pode ser difícil aos profissionais da enfermagem quando a vida do paciente envolve atividades que são consideradas por estes profissionais como inaceitáveis, como o hábito de consumir bebidas alcoólicas ou drogas.

No domicílio, o enfermeiro poderá deparar-se com situações que fogem da organização de pessoal e estrutural das instituições, causando certo desconforto, já que está dentro do domicílio do paciente, em seu *habitat*, tendo o direito de intervir pelo aconselhamento a pacientes e familiares, conduta que possui justificativas apenas para fatores que estejam relacionados com o ato do cuidar.

Sobre a limpeza do domicílio, também deve-se considerar que os padrões serão diferentes do hospital. É importante avaliar que a casa do paciente não segue as mesmas rotinas nem deverá seguir; contudo, são necessários alguns critérios de limpeza que proporcionem os cuidados ao paciente e não o exponham a riscos.

O controle das infecções é outro processo desafiador na área da atuação domiciliar, uma vez que, diferentemente do hospital, o domicílio e as pessoas que nele moram não seguem e nem conhecem, na maioria das vezes, rotinas de controle de infecção.

ATUAÇÃO DO TÉCNICO DE ENFERMAGEM

Ele está habilitado a lidar com pacientes de média e alta complexidade, atuando em centros cirúrgicos e Unidades de Terapia Intensiva, além de atender pacientes no pós-operatório e Assistência domiciliar, como já citado anteriormente, de média e alta complexidades, pacientes com medicação intravenosa, traqueostomizado, sondas, bomba de alimentação ou de quimioterapia, respiração mecânica, curativos e escaras. Uma função primordial no atendimento domiciliar é ajudar os demais profissionais, como aqueles de fisioterapia, fonoaudiologia, nutrição etc., desde o posicionamento do paciente até no auxílio, quando necessário, para execução do exercício por parte do paciente.

ATUAÇÃO DO AUXILIAR DE ENFERMAGEM

O profissional tem competências mais simples e pode atuar em setores ambulatoriais. Assim como o técnico, o auxiliar pode administrar medicamentos, aplicar vacinas, fazer curativos, realizar higiene de pacientes e até trabalhar com esterilização de material. No entanto, todas as atividades serão realizadas em setores e com pacientes sem complexidade, por isso esse profissional é indicado dentro do programa de assistência domiciliar para paciente de baixa complexidade ou em casos em que o paciente não tenha mais necessidade do **Home Care**, clinicamente, e, então, a família insiste num recurso judicial.

Também vale salientar que empresas renomadas de **Home Care** que estão vinculadas a grandes hospitais apenas contratam técnicos de enfermagem.

13

PARTICIPAÇÃO DA FAMÍLIA

Para a maioria dos pacientes do Programa de Assistência Domiciliar, a participação da família em sua recuperação é uma influência positiva, não só do ponto de vista clínico, mas também do psicológico, uma vez que a tendência é sempre uma colaboração mais eficiente entre profissionais de saúde, família e paciente. Nos casos de internação domiciliar, isto é, quando o paciente tem uma condição mais grave e alto grau de dependência, a colaboração familiar continua sendo importante; no entanto, seus membros devem preparar-se para significativas alterações de sua rotina doméstica. Principalmente nos casos de doenças crônicas ou incapacitantes, a convivência com o paciente pode gerar dor e sofrimento nos entes queridos.

Algumas concessões de privacidade também são necessárias para permitir a presença da equipe de profissionais de saúde dentro da residência. É preciso que um familiar esteja sempre disponível, evite ausência prolongada e mantenha o alerta frente a uma possível piora do estado de saúde do paciente.

Tais pressões podem requerer apoio psicológico e, por isso, o psicólogo ou o assistente social podem, quando necessário, integrar a equipe de **Home Care**. Algumas vezes o envolvimento compulsivo da família, a sensação de culpa ou estorvo podem gerar conflitos que afetem a relação com os profissionais e com o próprio paciente.

Além disso, os familiares devem estar conscientes do grau de complexidade da doença e ter noção dos possíveis insucessos do tratamento. Independentemente da evolução do paciente, a família e, sobretudo, o cuidador precisam estar seguros de que estão contribuindo da melhor maneira possível e cientes de que medidas "heroicas", além de desgastá-las emocionalmente, podem não ter resultado prático.

A reação psíquica determinada pela experiência da morte (perda) foi descrita por Elisabeth Kübler-Ross em seu livro "Sobre a morte e o morrer", tendo cinco estágios:

1. **Negação e Isolamento**: são mecanismos de defesa temporários do ego contra a dor psíquica diante da morte. A intensidade e a duração desses mecanismos de defesa dependem de como a própria pessoa que sofre e as outras pessoas ao seu redor são capazes de lidar com essa dor. Em geral, a Negação e o Isolamento não persistem por muito tempo.

2. **Raiva**: surge em razão da impossibilidade de o ego manter a Negação e o Isolamento. Nesta fase a pessoa expressa raiva por aquilo que ocorre; geralmente essas emoções são projetadas no ambiente externo, os relacionamentos tornam-se problemáticos e todo o ambiente é hostilizado. Junto com a raiva também surgem sentimentos de revolta, inveja e ressentimento.

3. **Barganha**: acontece após a pessoa ter deixado de lado a Negação e o Isolamento, "percebendo" que a raiva também não resolveu. Nesta fase busca-se fazer algum tipo de acordo, de maneira que as coisas possam voltar a ser como antes. Começa uma tentativa desesperada de negociação com a emoção ou com quem achar ser o culpado de sua perda. Promessas, pactos e outros similares são muito comuns e muitas vezes ocorrem em segredo.

4. **Depressão**: nesta fase ocorre um sofrimento profundo. Tristeza, desolamento, culpa, desesperança e medo são emoções bastante comuns. É um momento em que acontece grande introspecção e necessidade de isolamento, e aparece quando a pessoa começa a tomar consciência de sua debilidade física,

já não consegue negar as condições em que se encontra atualmente, quando as perspectivas da perda são claramente sentidas. Evidentemente, trata-se de uma atitude evolutiva; negar não adiantou, agredir e revoltar-se também não, fazer barganhas não resolveu. Surge, então, um sentimento de grande perda.

5. **Aceitação**: neste estágio a pessoa já não experimenta o desespero e não nega sua realidade. As emoções não estão mais tão à flor da pele e a pessoa prontifica-se a enfrentar a situação com consciência das suas possibilidades e limitações. Claramente, o que interessa é que o paciente alcance esse estágio de aceitação em paz e com dignidade, mas a aceitação não deve ser confundida com um estágio feliz, ela é quase destituída de sentimentos.

Kübler-Ross, originalmente, aplicou estes estágios para qualquer forma de perda pessoal catastrófica, desde a morte de um ente querido até o divórcio. Qualquer mudança pessoal significativa pode levar a estes estágios. Também alega que esses estágios nem sempre ocorrem nessa ordem e nem todos são experimentados pelas pessoas, mas afirmou que uma pessoa sempre apresentará pelo menos dois.

As 5 fases do luto

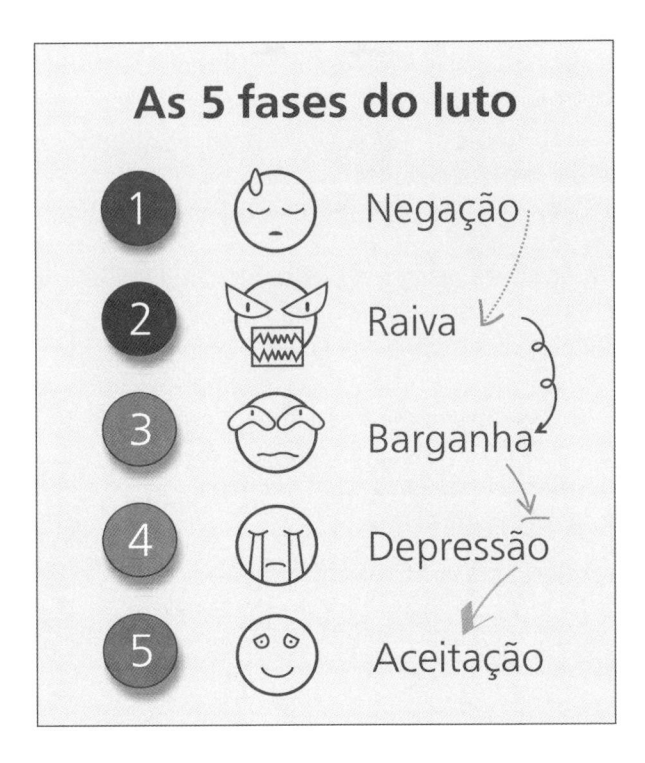

1. Negação
2. Raiva
3. Barganha
4. Depressão
5. Aceitação

CAPÍTULO 14

PRONTUÁRIO

O Prontuário do Paciente com os respectivos relatórios e anotações da enfermagem e dos outros profissionais envolvidos no caso ficam na casa do paciente à disposição de toda equipe e do Médico-Assistente. Qualquer intercorrência com o paciente será prontamente notificada e dadas as instruções ou tomadas as medidas oportunas para a resolução do problema e continuação do tratamento, ou até de uma eventual reinternação.

Todos os profissionais, sem exceção, deverão evoluir no prontuário do paciente que fica na residência; lembrando que a família e cuidadores também leem esse prontuário e poderão questionar e ter objeções ao que está escrito no caso de informações sigilosas e fatos da dinâmica familiar que ajudam ou atrapalham a evolução do paciente, devendo ser discutido na reunião multiprofissional, sinalizado e descrito no relatório de cada especialidade que é encaminhada para a operadora de saúde.

O QUE CONTÉM O PRONTUÁRIO DOMICILIAR DO PACIENTE

- Anamnese do paciente.
- Previsão do histórico do período de internação hospitalar.
- Prescrição medicamentosa.
- Prescrições e orientações médicas.
- Prescrição e orientações da equipe de Enfermagem.
- Orientação nutricional.
- Avaliação fisioterapêutica.

○ Avaliação fonoaudiológica.
○ Avaliação e evolução dos demais profissionais.
○ Exames.
○ Receituário.
○ Evolução multiprofissional para evolução diária de cada profissional com data, horário, nome, especialidade, assinatura e carimbo.
○ Orientação familiar.

PRONTUÁRIO ELETRÔNICO DO PACIENTE

Este prontuário é eletrônico e cada operadora de saúde ou empresa de prestação de serviço domiciliar tem sua plataforma para que todos os profissionais possam inserir evolução e dados do paciente.

Os relatórios são por especialidade e a entrega é mensal, juntamente com a planilha dos atendimentos que contêm datas e horário de atendimento assinado pelo responsável do paciente, e também preenchimento da Guia TISS (Troca de Informação da Saúde Suplementar da ANS – Agência Nacional de Saúde).

Com base nessas informações e na liberação prévia do orçamento mensal é que a operadora de saúde faz o faturamento e os pagamentos para as empresas e profissionais liberais envolvidos no processo.

Em média, esse pagamento leva de 30 a 40 dias após o atendimento via conta bancária.

A **Glosa** é o termo que se refere ao não pagamento, por parte da operadora de saúde, de algum procedimento de saúde realizado sem autorização prévia da mesma. Porém, cabe ao profissional o recurso de recorrer explicando o motivo do procedimento e o setor financeiro decide ou não pelo pagamento. Esse recurso não cabe ser aplicado pela operadora de saúde caso o procedimento tenha sido liberado previamente e, se isso ocorrer, cabe recurso do prestador do serviço e, em caso de má fé da operadora de saúde, cabe recurso judicial. Vale ressaltar que todo processo tem de ser documentado via contrato e *e-mail*.

15
CAPÍTULO

CONTROLE DE INFECÇÃO E ASSEPSIA

A participação efetiva dos profissionais de saúde depende do nosso conhecimento sobre a abrangência das infecções. Essa relação facilita o acesso ao conhecimento sobre as infecções hospitalares e domiciliares em casos de pacientes internados em casa.

VEJAM OS CONCEITOS IMPORTANTES REFERENCIADOS PELO MINISTÉRIO DA SAÚDE – AGÊNCIA NACIONAL DE VIGILÂNCIA SANITÁRIA (ANVISA)

Assepsia é o conjunto de medidas adotadas para impedir a introdução de agentes patogênicos no organismo.

Antissepsia consiste na utilização de produtos (microbicidas ou microbiostáticos) sobre a pele ou mucosa com o objetivo de reduzir os microrganismos em sua superfície (ANVISA).

Os conceitos parecem simples, mas, se pararmos para pensar nas atividades desenvolvidas no dia a dia com nossos pacientes, percebemos em quais a antissepsia precisa estar presente.

Vários são os produtos utilizados, dentre eles destacamos o iodo povidona – PVPI, que é muito utilizado na antissepsia e degermação.

Porém, os diferentes tipos de PVPI são utilizados em diferentes superfícies, vejam:

○ **PVPI Aquoso**: composto orgânico de iodo, não age na presença de materiais orgânicos e eleva o nível sérico de iodo.

○ **PVPI Degermante**: utilizado somente em pele íntegra, com a finalidade de remover sujidade e reduzir a flora transitória e residente. Deve ser retirado após o uso. Tem indicação, também, na degermação da pele, mãos, área cirúrgica e procedimentos invasivos.

○ **PVPI Alcoólico**: indicado para uso em pele íntegra, após degermação das mãos, com a finalidade de fazer luva química e demarcar a área operatória, reduzindo a flora da pele.

A higienização das mãos é fator primordial para profissionais da saúde e é um comportamento que deve ser incorporado pelo profissional.

SEGUNDO A ORGANIZAÇÃO MUNDIAL DE SAÚDE (OMS), OS 5 MOMENTOS PARA HIGIENIZAÇÃO DAS MÃOS

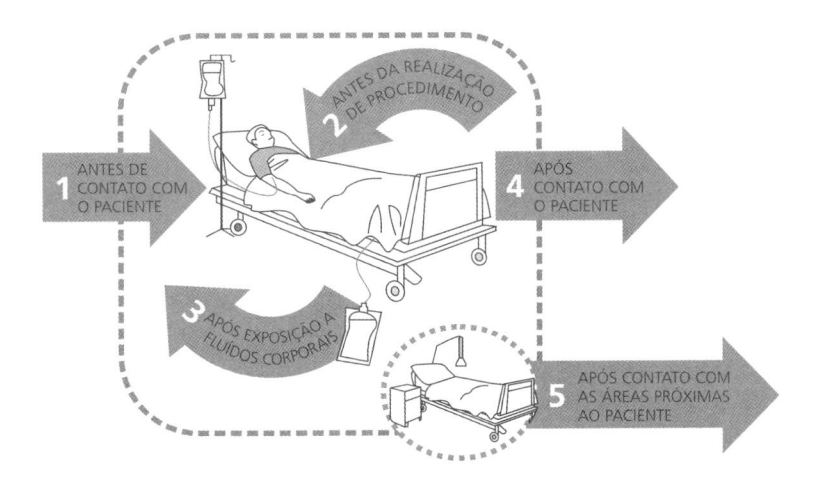

1 ANTES DE CONTATO COM O PACIENTE

2 ANTES DA REALIZAÇÃO DE PROCEDIMENTO

3 APÓS EXPOSIÇÃO A FLUIDOS CORPORAIS

4 APÓS CONTATO COM O PACIENTE

5 APÓS CONTATO COM AS ÁREAS PRÓXIMAS AO PACIENTE

FONTE: Organização Mundial da Saúde

Higienização Simples das Mãos

○ ***Finalidade***: remover os microrganismos que colonizam as camadas superficiais da pele, assim como o suor, a oleosidade e as células mortas, retirando a sujidade propícia à permanência e à proliferação de microrganismos.
○ ***Duração do Procedimento***: 40 a 60 segundos.

Importante

○ No caso de torneiras com contato manual para fechamento, sempre utilize papel-toalha.
○ O uso coletivo de toalhas de tecido é contraindicado, pois estas permanecem úmidas, favorecendo a proliferação bacteriana.
○ Deve-se evitar água muito quente ou muito fria na higienização das mãos, a fim de prevenir o ressecamento da pele.

Higienização Antisséptica das Mãos

○ ***Finalidade***: promover a remoção de sujidades e de microrganismos, reduzindo a carga microbiana das mãos com auxílio de um antisséptico.
○ ***Duração do Procedimento***: 40 a 60 segundos.

Técnica

A técnica de higienização antisséptica é igual àquela utilizada para higienização simples das mãos, substituindo o sabão por um antisséptico. Exemplo: antisséptico degermante.

Fricção Antisséptica das Mãos (com Preparações Alcoólicas)

○ ***Finalidade***: reduzir a carga microbiana das mãos (não há remoção de sujidades). A utilização de gel alcoólico a 70% ou de solução alcoólica a 70%, com 1-3% de glicerina, pode substituir a higienização com água e sabão quando as mãos não estiverem visivelmente sujas.
○ ***Duração do Procedimento***: 20 a 30 segundos.

Capítulo 15 ▪ CONTROLE DE INFECÇÃO E ASSEPSIA

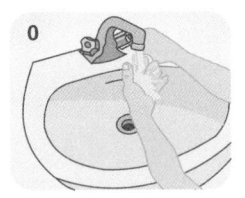

0 Molhe as mãos com água

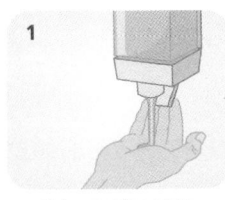

1 Cubra as mãos com a espuma do sabão

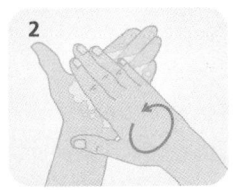

2 Esfregue bem as palmas das mãos

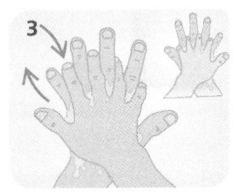

3 Esfregue o dorso com a palma das mãos

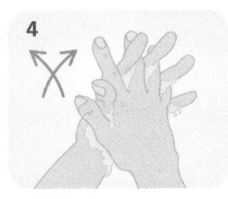

4 Lave as palmas com os dedos entrelaçados

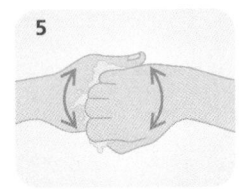

5 Esfregue a base dos dedos nas palmas das mãos

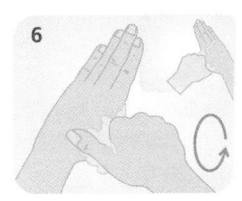

6 Limpe o polegar esquerdo com a palma da mão direita e vice-versa

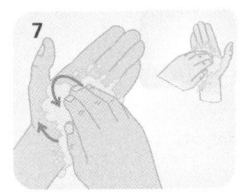

7 Esfregue novamente as palmas das mãos com a ponta dos dedos

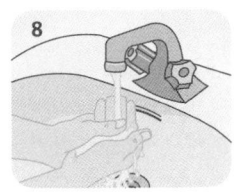

8 Enxague todo o sabão

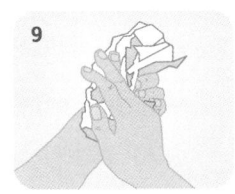

9 Enxugue as mãos com uma toalha descartável

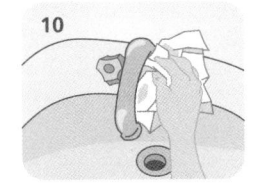

10 Use esta mesma toalha para desligar a torneira

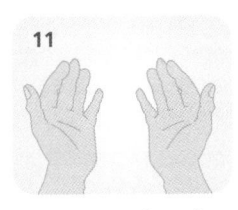

11 Pronto, suas mãos estão completamente limpas!

Capítulo 15 ▪ CONTROLE DE INFECÇÃO E ASSEPSIA 65

Uso de Equipamentos de Proteção Individual (EPI)

Obrigatório para toda a equipe.

○ Luvas para atendimento clínico que devem ser descartadas a cada procedimento.

Importante

○ Para evitar ressecamento e dermatites, não higienize as mãos com água e sabão imediatamente antes ou depois de usar uma preparação alcoólica.
○ Depois de higienizar as mãos com preparação alcoólica, deixe que elas sequem completamente (sem utilização de papel-toalha).
○ Avental de proteção descartável: o profissional não deve circular na rua, nas casas dos pacientes, com o mesmo avental, por isso é indicado para atendimento domiciliar avental descartável, que deverá ser utilizado assim que o profissional entra na casa, após lavar as mãos. Quem deverá fornecer esse material é a empresa de **Home Care** ou a família do paciente, ou o próprio profissional, em casos de pacientes particulares.
○ Máscaras descartáveis.
○ Óculos de proteção. Profissional em procedimentos que promovam dispersão mecânica de partículas durante aspiração ou limpeza de sonda ou traqueostomia.

Obs.: Os EPI devem ser utilizados somente no local de atendimento.

16

CUIDADOS PALIATIVOS EM *HOME CARE*

Segundo a Organização Mundial de Saúde (OMS), em conceito definido em 1990 e atualizado em 2002, **Cuidados Paliativos** consistem na assistência promovida por uma equipe multidisciplinar que objetiva a melhoria da qualidade de vida do paciente e seus familiares, diante de uma doença que ameace a vida, por meio da prevenção e alívio do sofrimento, da identificação precoce, avaliação impecável e tratamento de dor e demais sintomas físicos, sociais, psicológicos e espirituais".

Esse conceito de cuidado paliativo pode ser aplicado em doenças incuráveis, como Câncer, Alzheimer, Parkinson, Esclerose Lateral Amiotrófica (ELA), Neuropatias, Síndromes etc.

Patologias iniciais têm como objetivo a cura ou remissão e isto é compartilhado com o doente e sua família de maneira otimista. Quando a doença já se apresenta em estágio avançado ou evolui para esta condição, mesmo durante o tratamento com intenção curativa, a abordagem paliativa deve entrar em cena no manejo dos sintomas de difícil controle e de alguns aspectos psicossociais associados à doença. Na fase terminal, em que o paciente tem pouco tempo de vida, o tratamento paliativo se impõe para, por meio de seus procedimentos, garantir qualidade de vida.

O término de uma terapia curativa para doença não significa o final de um tratamento ativo, mas mudanças em focos de tratamento. A OMS enfatiza que o tratamento ativo e o tratamento paliativo não são mutuamente excludentes e propõe que "muitos aspectos dos cuidados paliativos devem ser aplicados mais cedo, no curso da doença, em conjunto com o tratamento ativo", e são aumentados gradualmente como um componente dos cuidados do paciente do diagnóstico até a morte. A transição do cuidado ativo para o cuidado com intenção paliativa é um processo contínuo e sua dinâmica difere para cada paciente.

Os cuidados paliativos devem incluir as investigações necessárias para melhor entendimento e manejo de complicações e sintomas estressantes, tanto relacionados com o tratamento quanto com a evolução da doença. Apesar da conotação negativa ou passiva do termo paliativo, a abordagem e o tratamento paliativo devem ser eminentemente ativos, principalmente em pacientes portadores de patologias em fase avançada, em que algumas modalidades de tratamentos cirúrgicos e medicamentosos são essenciais para o alcance do controle de sintomas. Considerando a carga devastadora de sintomas físicos, emocionais e psicológicos que se avolumam no paciente com doença terminal, faz-se necessário um diagnóstico precoce e condutas terapêuticas antecipadas, dinâmicas e ativas, respeitando-se os limites do próprio paciente.

Os princípios dos Cuidados Paliativos são:

○ Fornecer alívio para dor e outros sintomas estressantes, como astenia, anorexia, dispneia e outras emergências.
○ Reafirmar a vida e a morte como processos naturais.
○ Integrar os aspectos psicológicos, sociais e espirituais ao aspecto clínico de cuidado do paciente.
○ Não apressar ou adiar a morte.
○ Oferecer um sistema de apoio para ajudar a família a lidar com a doença do paciente em seu próprio ambiente.
○ Oferecer um sistema de suporte para ajudar os pacientes a viverem o mais ativamente possível até sua morte.
○ Usar uma abordagem interdisciplinar para acessar necessidades clínicas e psicossociais dos pacientes e suas famílias, incluindo aconselhamento e suporte ao luto.

Capítulo 16 ▪ CUIDADOS PALIATIVOS EM *HOME CARE*

Os pontos considerados fundamentais no tratamento são:

○ A unidade de tratamento compreende o paciente e sua família.

○ Os sintomas do paciente devem ser avaliados rotineiramente e gerenciados de forma eficaz por meio de consultas frequentes e intervenções ativas.

○ As decisões relacionadas com a assistência e os tratamentos médicos devem ser feitas com base em princípios éticos.

○ Os cuidados paliativos devem ser fornecidos por uma equipe interdisciplinar, fundamental na avaliação de sintomas em todas as suas dimensões, na definição e condução dos tratamentos farmacológicos e não farmacológicos, imprescindíveis ao controle de todo e qualquer sintoma.

○ A comunicação adequada entre equipe de saúde e familiares e pacientes é a base para o esclarecimento e favorecimento da adesão ao tratamento e aceitação da proximidade da morte.

Os cuidados paliativos modernos estão organizados em graus de complexidade que se somam em um cuidado integral e ativo. Os cuidados paliativos gerais referem-se à abordagem do paciente a partir do diagnóstico de doença em progressão, atuando em todas as dimensões dos sintomas que vierem a apresentar-se.

Cuidados paliativos específicos são requeridos ao paciente nas últimas semanas ou nos últimos 6 meses de vida, no momento em que se torna claro que o paciente encontra-se em estado progressivo de declínio. Todo o esforço é feito para que o mesmo permaneça autônomo, com preservação de seu autocuidado e próximo de seus entes queridos. Os cuidados ao fim de vida referem-se, em geral, aos últimos dias ou últimas 72 horas de vida. O reconhecimento desta fase pode ser difícil, mas é extremamente necessário ao planejamento do cuidado e preparo do paciente e sua família para perdas e óbito. Mesmo após o óbito do paciente, a equipe de cuidados paliativos deve dar atenção ao processo de morte: como ocorreu, qual o grau de conforto e que impactos trouxe aos familiares e à própria equipe interdisciplinar. A assistência familiar pós-morte pode e deve ser iniciada com intervenções preventivas.

Os pacientes que passam pelo Programa de Assistência Domiciliar geralmente necessitam de cuidados mais intensos da enfermagem de fisioterapia respiratória e fonoaudiologia para controle de deglutição de saliva, a fim de melhorar o conforto de morte e não o prolongamento da vida há qualquer custo.

CAPÍTULO 17

ATENDIMENTO ODONTOLÓGICO DOMICILIAR

O atendimento odontológico domiciliar direcionado aos idosos e pacientes com dificuldades com dificuldades de locomoção ou outras dificuldades e dependentes ou semidepenentes é conjunto de ações preventivas e de mínima intervenção que visam promover a saúde bucal e orientar familiares e cuidadores. É considerado uma estratégia educativa e assistencial de saúde cuja finalidade é intervir, de maneira multidisciplinar, no processo saúde-doença de pacientes vulneráveis.

INTRODUÇÃO

Os atendimentos domiciliares são caracterizados pela ida do profissional da saúde na residência dos pacientes, bem como no ambiente em que vivem, sendo considerado um método para o estabelecimento de um plano assistencial voltado à prevenção, reabilitação e manutenção da saúde, principalmente de idosos e pacientes dependentes e semidependentes.

Essa prática contribui na manutenção do estímulo do paciente à vida, além da efetiva participação familiar nas condutas multidisciplinares e de orientações aos idosos e cuidadores.

Deve ser realizada pelo cirurgião-dentista, com ênfase multidisciplinar, em que se avalia o paciente como um todo e contribui na promoção de uma qualidade de vida saudável e funcional, quando possível, para essas pessoas.

Poucos são os casos na literatura a respeito dessa específica prática odontológica, talvez pela falta de capacitação profissional em atuar de maneira multidisciplinar e de adaptação profissional, ou o desconhecimento por parte dos próprios pacientes, familiares e profissionais envolvidos a respeito da existência desses serviços.

Diante dessa emergente oportunidade de prática odontológica nesse nicho de mercado pouco explorado pelos cirurgiões-dentistas e falta de estudos específicos e de relatos clínicos multidisciplinares, o presente estudo tem como objetivo, por meio de uma revisão de literatura, abordar os principais aspectos relacionados ao atendimento odontológico domiciliar aos idosos e pacientes dependentes e semidependentes.

O CUIDADO COM O PACIENTE

A necessidade do atendimento odontológico domiciliar tem mostrado muita efetividade, pois devolve ao paciente um bem-estar, além de confiança na qualidade do trabalho exercido pelo profissional qualificado para tal, que procura estabelecer uma melhoria da saúde do paciente.

Essas intervenções proporcionam maior humanização do atendimento, pois, na maioria das vezes, o paciente está impossibilitado de se deslocar para o consultório, por motivos como fraqueza e dependência, fazendo com que o cirurgião-dentista se desloque ao encontro do paciente.

SAÚDE BUCAL

Os pacientes muitas vezes são comprometidos por diversas enfermidades como cardiopatias, pneumonia, endocardite bacteriana, diabetes, doença de Alzheimer e outras moléstias relacionadas com o envelhecimento que acabam refletindo diretamente no bem-estar dessa população.

Em pacientes dependentes usuários de próteses, essa condição sistêmica é bastante comum, pois, por não conseguirem realizar uma correta higienização das mesmas, acabam contribuindo para a maior formação do biofilme nas próteses, que acaba sendo aspirado. Por isso, a necessidade de políticas preventivas e de orientações em saúde e higienização bucal, lingual e das próteses para os familiares e cuidadores desses pacientes.

PRÁTICA ODONTOLÓGICA:

O atendimento domiciliar surge como uma das alternativas para melhorar a utilização dos recursos em saúde e vem se tornando uma tendência mundial, que objetiva a promoção e manutenção da doença ou melhorar o nível de independência, contribuindo na diminuição dos efeitos da incapacidade ou da atividade da doença.

O atendimento odontológico domiciliar proporciona ao paciente maior conforto psicológico e de confiança profissional, e muitos acreditam que torna o tratamento mais humanizado, visando melhor caminho para o restabelecimento, *a priori*, funcional.

No tratamento em domicílio, o trabalho em equipe deve buscar a terapêutica curativa (tratar o paciente até promover a cura), a paliativa (trata e cuida visando oferecer melhor qualidade de vida) e a assistência preventiva a ideal (busca evitar o agravamento da doença) – adaptando-se a cada caso.

O cirurgião-dentista deve estar familiarizado e preparado com toda essa situação em que o paciente se encontra, pois uma percepção dos sinais e sintomas de doenças na cavidade bucal devem ser decifrados pelo profissional odontólogo, a fim de uma execução clínica competente e menos traumática para o paciente.

Na avaliação da terapia odontológica para o paciente, devem ser levados em consideração não só os fatores bucais, mas, principalmente, os fatores sistêmicos que afetam o mesmo.

É de suma importância que odontólogo tenha uma postura ética e discreta diante desse tipo de atendimento, sempre acompanhado por um responsável, cuidador e familiar realizando procedimentos autorizados pelos responsáveis.

O cirurgião-dentista deve estar atento ao tempo de duração das sessões de atendimento, que devem ser rápidas, evitando o desconforto e inquietação do paciente.

O tipo de anestésico e a prescrição medicamentosa devem ser bem observados, pois os pacientes apresentam doenças e manifestações diferentes, devendo, então, cada medicamento ser prescritos de forma individual, não existindo regras específicas.

As dificuldades na aquisição de materiais e equipamentos, bem como as adaptações do ambiente, aparecem em diversos casos.

É necessária a realização de métodos adaptativos e individualizados, a fim de contribuírem ao acesso à cavidade bucal do paciente de maneira confortável.

Os cuidadores e familiares, porém, relatam ter muita dificuldade e insegurança, necessitando de mais instruções quanto ao cuidado do paciente no domicílio, principalmente relacionado com instruções de higiene bucal.

CAPÍTULO 18

ORIENTAÇÕES GERAIS

Vale apenas ressaltar que o profissional da saúde tem que ser imparcial, seja com a família, o paciente e com as empresas envolvidas no processo. Ele deve executar os procedimentos sem envolvimento pessoal e emocional, mantendo uma postura ética conforme prevê o código de ética de cada profissão.

- O profissional deve ter discurso claro e coeso, sem opiniões, fofocas e discussões.
- Não falar mal ou denegrir colegas e a empresa ou operadora de saúde.
- Os profissionais não poderão discutir, abordar assuntos impertinentes ou até mesmo sobre a doença ou o paciente e seus familiares dentro da residência.
- O profissional deverá atender com roupas próprias, sem roupas curtas, minissaias, roupa colada, tipo calças *legging*, de contton, salto alto, unhas grandes e sujas etc. O profissional de enfermagem deverá usar chinelo apenas para dar banho no paciente e não ficar circulando na casa de chinelo e de roupas como se estivesse em sua casa.
- O profissional de enfermagem é prestador de serviço, não funcionário da casa.
- O profissional não poderá falar mal ou questionar a postura de outro profissional da saúde no domicílio.
- O profissional deverá ser gentil e cordial com os colegas de trabalho, cuidadores e familiares em qualquer situação.
- Seja otimista e bem-humorado.
- Seja humilde e solícito.
- Postura profissional é fundamental ao reconhecimento e consolidação de uma carreira na área da saúde.

BIBLIOGRAFIA

Agência Nacional de Saúde Suplementar. Acesso em: 10 Fev. 2016.
Disponível em: <http://www.ans.gov.br/>
Agência Nacional de Vigilância Sanitária. Acesso em: 10 Fev. 2016.
Disponível em: <http://portal.anvisa.gov.br/wps/portal/anvisa/home>
Carvalho V, Barbosa EA. *Fononcologia*. Rio de Janeiro: Revinter, 2012.
Conselho Federal de Enfermagem. Acesso em: 10 Fev. 2016.
Disponível em: <http://www.cofen.gov.br/>
Conselho Federal de Fisioterapia e Terapia Ocupacional. Acesso em: 10 Fev. 2016.
Disponível em: <http://www.coffito.org.br/>
Conselho Federal de Fonoaudiologia. Acesso em: 10 Fev. 2016.
Disponível em: <http://www.fonoaudiologia.org.br/cffa/>
Conselho Federal de Medicina. Acesso em: 10 Fev. 2016.
Disponível em: <http://portal.cfm.org.br/>
Conselho Federal de Psicologia. Acesso em: 10 Fev. 2016.
Disponível em: <http://site.cfp.org.br/>
Conselho Federal de Nutrição. Acesso em: 10 Fev. 2016.
Disponível em: <http://www.cfn.org.br/>
INCA: Acesso em: 10 Fev. 2016.
Disponível em: <http://www1.inca.gov.br/ conteudo_view.asp?ID=474>
Kübler-Ross E. *Sobre a morte e o morrer: o que os doentes têm para ensinar aos médicos, enfermeiras, religiosos e aos seus próprios parentes.*
São Paulo, Martins Fontes, 1996.
Mesas AE, Trelha CS, Azevedo MJ. Saúde bucal de idosos restritos ao domicílio: estudo descritivo de uma demanda interdisciplinar. *Rev Saúde Coletiva*, 2008;18(1):61-75.
Miranda AF, Montenegro FLB. O cirurgião-dentista como parte integrante da equipe multidisciplinar direcionada à população idosa dependente no ambiente domiciliar. *Rev Paul Odonto* 2009;8(4):15-19.
Shinkai RSA, Cury AADB. O Papel da Odontologia na equipe interdisciplinar: contribuindo para a atenção integral ao idoso. *Cad Saúde Pública*, 2000;16(4):1099-1109.
Tadeschi-Oliveira SV, Melani RFH. Atendimento odontológico domiciliar: considerações éticas. *Rev Uningá* 2007;14:117-128.

Portal Educação - Cursos *On-line*: Mais de 1000 cursos *on-line* com certificado. Acesso em: 10 Fev. 2016.
   Disponível em: <http://www.portaleducacao.com.br/medicina/artigos/4455/a-atuacao-do-profissional-da-saude-no-servico-de#ixzz40AmOPtat>

Portal Extra Globo: Acesso em: 10 Fev. 2016.
   Disponível em: <http://extra.globo.com/noticias/educacao/profissoes-do-futuro/conheca-as-diferencas-entre-enfermeiro-tecnico-auxiliar-de-enfermagem-17192449.html#ixzz40BUP43r7>

ÍNDICE REMISSIVO

A

Agência Nacional de Saúde, 7
Assistência domiciliar em
  psicologia, 35
  limitações clínicas, 36
  limitações físicas, 35
  limitações logísticas, 35
  queixas mais comuns, 36
  vantagens clínicas, 35
Assistência Domiciliar
  em Saúde, 10, 13
  atuação da fisioterapia na, 25
  atuação do serviço social na
    importância da, 21
  essência da, 15
Assistência nutricional domiciliar, 33
  avaliação do ambiente, 34
  etapas de, 33
Associação das Empresas de Medicina
  Domiciliar, 5
Associação Nacional
  para Home Care, 3
Atendimento domiciliar, 9
  odontológico, 71
    cuidado, 72
    introdução, 71
    prática, 73
    saúde bucal, 72
  prática de, 6

C

Controle
  de infecção e assepsia, 61
    conceitos do Ministério da Saúde
      e Vigilância Sanitária, 61
    os 5 momentos para
      higienização das mãos, 62
Cruz Vermelha, 2
Cuidador, 17
  contratação do, 17
  definição de, 17
  funções do, 18
  tipos de, 18
    idoso, 18
    infantil, 18

E

Equipe de enfermagem
  atuação da, 49
    auxiliar, 50, 52
    enfermeiro, 49, 50
    técnico, 49, 52

F

Família
  participação da, 55
    aceitação, 57
    barganha, 56
    depressão, 56
    negação e isolamento, 56
    raiva, 56

Fisioterapia
   atuação da
      na assistência domiciliar, 25
      especialidades, 26
         geriátrica, 30
         gestacional, 28
         motora, 29
         neurológica, 29
         oncológica, 26
         pediátrica, 30
         respiratória, 28
         reumatológica, 27
      tratamento domiciliar, 26
Fonoaudiólogo
   atuação do, 45, 46
   avaliação e terapia
      de linguagem, 46
   etapas do processo, 47
   objetivos, 46
   população-alvo, 45

G
Gerenciamento
   de doenças, 11
Geriátricas Home Care, 5

H
Higienização das mãos, 62
   antisséptica, 63
   simples, 63
   uso de equipamento de proteção
      individual, 65
Home care
   cuidados paliativos em, 67
   entendimento e manejo de
      complicações, 68
   pontos fundamentais, 69
   princípios dos, 68
   histórico no Brasil, 5
   ou assistência domiciliar
      e atendimento domiciliar
      e Office care
      e gerenciamento de
         doenças, 9

conceito, 9
frentes de atuação, 13
objetivos principais, 13
procedimentos
   contemplados, 14
quem indica?, 12
regras do atendimento, 14
resultados a serem
   alcançados, 15
surgimento do, 1

I
Internação domiciliar, 14

M
Mãos
   higienização das, 62
Médico
   atuação do, 43

O
Office care, 11
   em saúde, 11
Orientações gerais, 75

P
Plano de atenção, 12
Programa de Assistência Domiciliar
   de Saúde, 12
Prontuário, 59
   conteúdo do, 59
   eletrônico, 60
   glosa, 60

R
Representante legal, 17

S
Serviço social
   importância da atuação do
      na assistência domiciliar, 21
   clientela, 22

ÍNDICE REMISSIVO

estratégias, 23
metodologia, 22
objetivo geral, 21
objetivos específicos, 22
resultados esperados, 23
Serviços de atendimento domiciliar, 6
Simpósio Brasileiro de Assistência Domiciliar, 5
Sistema reembolso, 11

T
Terapia ocupacional
 atuação da, 39
 objetivos, 39
  gerais, 39
 papel do terapeuta ocupacional, 40

V
Vigilância sanitária, 61